国家卫生和计划生育委员会“十三五”规划教材配套教材

全国高等学校配套教材

供预防医学类专业用

流行病学
学习指导与习题集

第 **3** 版

主　编　赵亚双

编　者（以姓氏笔画为序）

么鸿雁　中国疾病预防控制中心

王　蓓　东南大学

王素萍　山西医科大学

叶冬青　安徽医科大学

吕　筠　北京大学

朱　琳　哈尔滨医科大学

齐秀英　天津医科大学

闫永平　第四军医大学

关　鹏　中国医科大学

苏　虹　安徽医科大学

李　霞　哈尔滨医科大学

李立明　北京大学

李佳圆　四川大学

杨　翌　广东药科大学

张卫东　郑州大学

陈　坤　浙江大学

陈维清　中山大学

赵亚双　哈尔滨医科大学

胡志斌　南京医科大学

贾存显　山东大学

徐　飚　复旦大学

唐金陵　香港中文大学

寇长贵　吉林大学

曾小云　广西医科大学

詹思延　北京大学

谭红专　中南大学

缪小平　华中科技大学

戴江红　新疆医科大学

秘书　田文静　哈尔滨医科大学

人民卫生出版社

图书在版编目（CIP）数据

流行病学学习指导与习题集/赵亚双主编.—3 版.—北京：人民卫生出版社，2018

全国高等学校预防医学专业第八轮规划教材配套教材

ISBN 978-7-117-26959-9

Ⅰ.①流… Ⅱ.①赵… Ⅲ.①流行病学-医学院校-教学参考资料 Ⅳ.①R18

中国版本图书馆 CIP 数据核字（2018）第 132888 号

流行病学学习指导与习题集

第 3 版

主　　编：赵亚双
出版发行：人民卫生出版社（中继线 010-59780011）
地　　址：北京市朝阳区潘家园南里 19 号
邮　　编：100021
E - mail：pmph @ pmph.com
购书热线：010-59787592　010-59787584　010-65264830
印　　刷：三河市博文印刷有限公司
经　　销：新华书店
开　　本：787×1092　1/16　　**印张**：15
字　　数：315 千字
版　　次：1998 年 6 月第 1 版　　2018 年 3 月第 3 版
2022 年10月第 3 版第10次印刷（总第19次印刷）
标准书号：ISBN 978-7-117-26959-9
定　　价：36.00 元

前 言

自原卫生部“十一五”规划教材要求构建立体化教材体系，第1版《流行病学学习指导与习题集》作为第6版《流行病学》(供预防医学类专业用)的配套教材开始编写，现在为第3版，作为第8版《流行病学》的配套教材。

第6版《流行病学》配套教材《流行病学学习指导与习题集》(第1版)由王滨有教授主编，从内容到体例各方面均奠定了很好的基础，出版以来，得到全国各医学院校师生的认可和厚爱，均以其作为教学参考书和备考执业医师、硕士生、博士生的主要参考书。

该配套教材的编写仍坚持以总论为主；坚持紧紧围绕“三基”的原则；坚持理论与实践密切结合的原则，简要介绍主干教材的核心内容及要点，在此基础上编写各类习题。注重实例与应用的介绍。

本配套教材突出的特色是绝大多数章节的作者是第8版《流行病学》教材相应章节的原作者，与理论教材的知识点配套，为读者深入理解相应部分内容，掌握本章节的主要知识提供便利。

《流行病学学习指导与习题集》(第3版)在体例上按照责任编辑的要求做了调整，将原来的学习要求改为学习目标，学习要点改为重点和难点内容。

本书编写过程中始终得到李立明教授和主编詹思延教授的关照与指导，为此表示深深的谢意。感谢第8版《流行病学》各位作者的大力支持。同时要感谢本书编写秘书田文静教授，李鑫、王帆、李霞、朱琳、刘宇鹏、田甜等老师为本书的修改与出版付出的辛劳。

限于时间和水平，本书肯定尚有许多疏漏之处，望各位老师、同学和读者不吝提出批评和宝贵意见，以使之日臻完善。

赵亚双

2017年12月18日

目 录

第一章

绪　论

一、学习目标

1. 掌握　流行病学的定义、流行病学特征、流行病学研究方法分类。

2. 熟悉　流行病学简史、流行病学应用以及流行病学的挑战和展望。

3. 了解　流行病学的原理、流行病学与其他学科的关系。

二、重点和难点内容

（一）流行病学发展简史

1. 流行病学的发展史

(1)学科形成前期

(2)学科形成期

(3)学科发展期

2. 我国流行病学的成就

新中国成立后，国家制定了预防为主的卫生工作方针，先后成立了各级卫生防疫、寄生虫病防制、地方病防制等机构；整顿发展了生物制品研究机构，大面积使用多种疫苗；颁布了“传染病管理办法”；并相应地在医学院校设立了卫生系，还在全国范围内建立了流行病学的研究机构，大力培养各级流行病学专业人才。

（二）流行病学的定义

流行病学是研究人群中疾病与健康状况的分布及其影响因素，并研究防制疾病及促进健康的策略和措施的科学。

现代流行病学定义的诠释：①研究内容的三个层次：包括了疾病、伤害和健康；②任务的三个阶段。第一阶段的任务是“揭示现象”，第二阶段为“找出原因”，第三阶段为“提供措施”；③研究的三种基本方法：观察法、实验法和数理法；④学科中的三大要素，即原理、方法和应用。

（三）流行病学的原理和应用

1. 疾病在人群中的分布不是随机的，与危险因素的暴露和个体易感性有关，基于这样的思路现代流行病学中的基本原理包括：疾病与健康在人群中的分布；疾病的发病过程；疾病的生态学；病因论，特别是多因论；病因推断的原则；疾病防制的原则和策略；疾病发展的数学模型等。

2. 流行病学的应用

（1）疾病预防和健康促进：流行病学的根本任务之一就是预防疾病，包括无病时预防其发生，发生后使其得到控制或减少至消除，是疾病三级预防的指导思想。流行病学预防分为策略和措施两类；在健康促进方面也将发挥重要的作用。

（2）疾病监测：疾病的监测是贯彻预防为主方针的一项有效的措施。我国目前已建立全国传染病监测系统和死因监测系统，他们都正在发挥积极的作用。

（3）疾病病因和危险因素研究：只有透彻地了解疾病发生、多发或流行的原因才能更好地防制乃至消灭某一疾病，也就是说流行病学必定要有发掘病因及疾病危险因素的工作。

（4）疾病的自然史：该应用是通过流行病学方法研究人类疾病和健康的发展规律，以进一步应用于疾病预防和健康促进。

（5）疾病防治的效果评价：在评价人群有关疾病、健康诸问题时，要看防制措施在人群中的效果，看是否降低了人群发病率，是否提高了治愈率和增加了健康率等。只有人群中的结果才能最终说明人群中的问题。因而，只有流行病学才能承担此任务。

（四）流行病学研究方法（图 1-1）

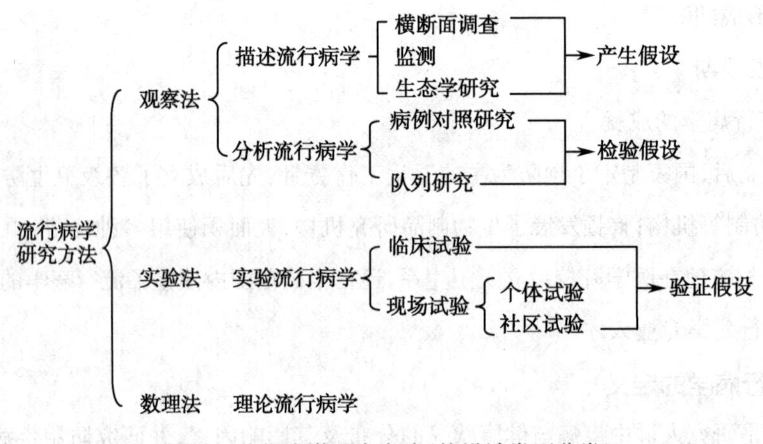

图 1-1　流行病学研究方法（按设计类型分类）

（五）流行病学的特征

1. 群体特征　流行病学是研究人群中的疾病现象与健康状态，即从人群的各种分布现象入手，将分布作为研究一切问题的起点。

2. 对比的特征 在流行病学研究中自始至终贯穿着对比的思想,对比是流行病学研究方法的核心。只有通过对比调查、对比分析,才能从中发现疾病发生的原因或线索。

3. 概率论和数理统计学的特征 流行病学极少用绝对数表示各种分布情况,多使用频率指标,因为绝对数不能显示人群中发病的强度或死亡的危险度。频率实际上就是一种概率,流行病学强调的是概率。

4. 社会心理的特征 疾病的发生受到自然环境和社会环境的影响和制约。在研究疾病的病因和流行因素时,应该全面考察研究对象的生物、心理和社会生活状况。

5. 预防为主的特征 流行病学始终坚持预防为主的方针并以此作为学科的研究内容之一。与临床医学不同的是,它面向整个人群,着眼于疾病的预防,特别是一级预防,保护人群健康。

6. 发展的特征 流行病学的定义、任务是不断发展的,研究方法在近年内也不断完善,尤其是流行病学学科不断从其他学科的发展中汲取养分,产生了许多新分支,这些都昭示着学科发展的特征。

(六)流行病学面临的挑战和展望

1. 宏观与微观并举 流行病利用分子生物学、人类基因组学的研究成果发展"微观"流行病学。同时,必须重视学科的社会学特性,重视"宏观"流行病学的发展,二者缺一不可。

2. 传染病和非传染性疾病并重 虽然传染病的发病和死亡已经大幅度下降,但必须警惕新发传染病的流行,并防止某些古老传染病的死灰复燃。同时,针对慢性非传染性疾病这个当前主要的公共卫生问题,要努力探索病因、寻找危险因素。

3. 健康保护与健康促进并存 流行病学研究应包括全面的疾病和健康状态,我们的任务既要防制疾病,又要促进健康。我们应该有意识地开展人群健康保护与健康促进的研究。

4. 发展现场流行病学 探索突发事件的发生原因、发展规律和危害特点,为突发事件的预防和应对提供科学依据,制定合适的预防策略、援救措施和应急预案等,流行病学方法在研究和处理突发事件中具有不可替代的作用。

5. 重视流行病学研究中的伦理学问题 以往对涉及人体研究的伦理学问题的重视仅限于实验流行病学中。然而,随着生命科学的快速发展,尤其是人类基因组流行病学的兴起,越来越多的流行病学研究、监测活动会涉及个体的遗传信息。另外,在一些特殊疾病的公共卫生监测和疾病控制工作中,涉及了很多复杂的伦理学难题。为此,流行病学工作者必须重视实践中涉及的伦理学问题。

6. 强化流行病学在循证浪潮中的作用 产生证据并进行科学评价是流行病学的两个重要作用。在当前的循证浪潮中,流行病学应该把握时机,进一步巩固和加强在循证实践过程中的作用和地位。

三、习题

（一）名词解释

流行病学

（二）填空题

1. 流行病学研究内容包括__________、__________和__________三个层次。

2. 流行病学学科中的三大要素，即__________、__________和__________。

3. 流行病学预防分为__________和__________两类。前者是防制方针，属于战略性和全局性；后者是具体防制手段，是战术性和局部的。

4. 观察法按是否有事先设立的对照组分为__________和__________。

（三）单项选择题

【A1 型题】

1. 流行病学的研究对象是

A. 人群　B. 疾病和健康　C. 疾病的影响因素
D. 疾病的防制效果　E. 健康促进

2. 关于流行病学研究内容的描述**不正确**的是

A. 是以传染病为主的研究内容发展起来的
B. 目前扩大到全面的疾病和健康状态
C. 包括疾病、伤害和健康三个层次
D. 疾病包括传染病、寄生虫病、地方病和非传染性疾病
E. 健康是指无病和虚弱

3. 流行病学任务的三个阶段是

A. 描述分布、提出假设、验证假设　B. 揭示现象、找出原因、提供措施
C. 整理资料、分析资料、得出结论　D. 观察性研究、实验性研究、理论性研究
E. 筛查患者、确诊患者、治疗患者

4. 我国关于流行病学的定义与历史上哪位流行病学专家提出的定义相一致

A. Stallybrass　B. Mac Mahon　C. Lilienfeld
D. Last　E. Rothman

5. 随着大数据时代的到来和组学技术的发展，作为病因学研究的引领方向是

A. 生态流行病学　B. 系统流行病学　C. 遗传流行病学
D. 行为流行病学　E. 药物流行病学

6. 流行病学的描述性研究**不包括**

A. 队列研究 B. 监测 C. 现患调查
D. 生态学研究 E. 病例报告

7. 流行病学的基本研究方法是
A. 观察法、求同法、数理法 B. 观察法、实验法、数理法
C. 求异法、实验法、数理法 D. 剩余法、观察法、数理法
E. 共变法、观察法、类比法

8. 可以产生病因假设的流行病学研究方法**不包括**
A. 现况研究 B. 队列研究 C. 监测
D. 病例对照研究 E. 生态学研究

9. 关于健康的概念,描述正确的是
A. 健康等于没有疾病和虚弱
B. 身体生理生化的各种功能正常即为健康
C. 精神处于完好状态即健康
D. 身体、精神状况达到完好状态即健康
E. 身体、精神和社会适应能力完好状态就是健康

10. 关于描述性研究,叙述**不正确**的是
A. 描述疾病和健康状态的分布 B. 为病因研究提供线索
C. 提出病因假设 D. 检验或验证假设
E. 是分析性研究的基础

11. 流行病学研究方法的核心特征是
A. 群体的特征 B. 发展的特征
C. 对比的特征 D. 概率论与数理统计学的特征
E. 社会心理的特征

12. 流行病学的实际应用范围**不包括**
A. 了解疾病的自然史 B. 疾病病因和危险因素研究
C. 疾病预防和健康促进 D. 疾病的监测
E. 疾病的临床症状和体征

【A2 型题】

13. 英国海军外科医生将 12 名坏血病患者分为 6 组进行对比治疗试验,证实了坏血病是由于缺乏新鲜水果和蔬菜引起的,该研究开创了以下哪种流行病学研究方法的先河
A. 病例对照研究 B. 队列研究 C. 现况研究

D. 临床试验　　E. 现场试验

14. 美国弗明汉地区,通过对一批人的长期随访观察,研究心血管病及其影响因素,该研究采用的流行病学研究方法是

A. 现况研究　　B. 队列研究　　C. 病例对照研究

D. 生态学研究　　E. 现场试验

15. 健康女性 HPV 持续感染可引起宫颈癌前期病变,进一步发展可形成宫颈癌,对于宫颈癌患者继续跟踪随访,观察其转归状况和规律,此流行病学应用属于

A. 健康促进　　B. 疾病监测　　C. 疾病病因的研究

D. 了解疾病的自然史　　E. 疾病预防

16. "加强天花疾病监测、及时发现患者、对患者及时隔离治疗、并同时对周围人群有计划地接种牛痘",在防控天花过程中,这属于天花的

A. 预防策略　　B. 预防措施　　C. 预防性卫生监督

D. 健康教育　　E. 疾病筛查

【B 型题】

(17~19 题共用备选答案)

A. 疾病监测　　B. 队列研究　　C. 临床试验

D. 临床指南　　E. 系统评价

17. 属于描述性研究的是

18. 属于分析性研究的是

19. 属于实验性研究的是

(20~23 题共用备选答案)

A. 现况研究　　B. 病例对照研究　　C. 队列研究

D. 实验流行病学　　E. 理论流行病学

20. 调查某地 60 岁以上老年人白内障的患病率,适合选择的研究为

21. 关于肿瘤发病预测模型的研究为

22. 由研究者控制干预措施的研究为

23. 既可以产生假设又可以检验假设的研究为

(四)简答题

1. 流行病学的主要特征有哪些?

2. 流行病学定义的发展说明了什么?

3. 简述流行病学研究方法。

4. 简述流行病学的用途。

四、参考答案

（一）名词解释

流行病学：是研究人群中疾病与健康状况的分布及其影响因素，并研究防制疾病及促进健康的策略和措施的科学。

（二）填空题

1. 疾病 伤害 健康
2. 原理 方法 应用
3. 策略 措施
4. 描述性研究 分析性研究

（三）单项选择题

【A1 型题】

1. A 2. E 3. B 4. D 5. B 6. A 7. B 8. B 9. E 10. D 11. C 12. E

【A2 型题】

13. D 14. B 15. D 16. A

【B 型题】

17. A 18. B 19. C 20. A 21. E 22. D 23. B

（四）简答题

1. 流行病学的主要特征有哪些？

流行病学的主要特征包括：①群体特征；②对比的特征；③概率论和数理统计学的特征；④社会心理的特征；⑤预防为主的特征；⑥发展的特征。

2. 流行病学定义的发展说明了什么？

流行病学定义的发展是随着疾病谱的变化而变化并且符合卫生实践需求的。早期是研究传染病，后来随着传染病发病率和死亡率的大幅下降，慢性非传染性疾病成为主要卫生问题，流行病学的定义从传染病扩大到慢性非传染性疾病；然后随着社会经济的发展和医学模式的转变，流行病学开始关注健康问题。因此演变为目前的定义内容：“流行病学是研究人群中疾病与健康状况的分布及其影响因素，并研究防制疾病及促进健康的策略和措施的科学”。

3. 简述流行病学研究方法。

流行病学研究方法主要分为观察法、实验法和数理法三大类。

①观察法中又有描述性研究和分析性研究两种设计类型，其中描述性研究主要是包括现况调查、监测、生态学研究等。分析性研究主要包括病例对照研究和队列研究。②实验法主要包括

临床试验和现场试验,后者包括个体试验与社区试验。③数理法主要是理论流行病学。

4. 简述流行病学的用途。

流行病学的用途包括:①疾病预防和健康促进;②疾病监测;③疾病病因和危险因素研究;④疾病的自然史;⑤疾病防治的效果评价。

(李立明 李 霞)

第二章

疾病的分布

一、学习目标

1. 掌握　疾病频率测量指标的概念及应用条件和计算方法；掌握疾病流行强度相关术语的概念；掌握疾病人群、地区及时间分布的描述。

2. 熟悉　横断面分析、出生队列分析；移民流行病学的概念及用途。

3. 了解　DALY、PYLL 的概念及应用。

二、重点和难点内容

（一）疾病频率测量指标

1. 发病率（incidence rate）　是指一定期间内，一定范围人群中某病新发生病例出现的频率。

$$发病率=\frac{一定时期内某人群中某病新病例数}{同期该人群暴露人口数}\times K$$

$$K = 100\%, 1000‰, 10000/万, 100000/10万……$$

发病率是疾病流行强度的指标，反映疾病对人群健康影响的程度。通过发病率的比较，可了解疾病流行特征，探讨病因因素，提出病因假说，评价防制措施的效果。注意不同地区间的发病率进行比较时，需要进行率的标准化。

2. 罹患率（attack rate）　通常指在某一局限范围短时间内的发病率。

$$罹患率=\frac{观察期间某病新病例数}{同期暴露人口数}\times K$$

$$K 的取值常为 100\%, 1000‰……$$

观察时间较短，可以日、周、旬、月为单位。在食物中毒、职业中毒或传染病的暴发及流行中，常使用该指标。

3. 续发率（secondary attack rate，SAR）　又称二代发病率，指某些传染病最短潜伏期到最长潜伏期之间,易感接触者中发病人数占所有易感接触者总数的百分比。

$$续发率=\frac{潜伏期内易感接触者中发病人数}{易感接触者总人数}\times 100\%$$

可用于比较传染病传染力的强弱,分析传染病流行因素及评价卫生防疫措施的效果。

4. 患病率(prevalence) 又称现患率,是指某特定时间内总人口中某病新旧病例所占的比例。

$$时点患病率=\frac{某一时点某人群中某病新旧病例数}{该时点人口数}\times K$$

$$期间患病率=\frac{某观察期间某人群中某病的新旧病例数}{同期的平均人口数}\times K$$

$K=100\%,1000‰,10000/万,100000/10万\cdots\cdots$

注意不同地区间的患病率进行比较时,需要进行患病率的标准化。

患病率通常用来表示病程较长的慢性病的流行情况。用于估计某病对居民健康危害的严重程度。当某病的发病率和该病的病程在相当长时间内保持稳定时:

$$患病率=发病率\times 病程$$

5. 感染率(prevalence of infection) 是指在某时间内被检人群中某病原体现有感染者人数所占的比例。

$$感染率=\frac{受检者中感染人数}{受检人数}\times 100\%$$

常用于研究某些传染病或寄生虫病的感染情况和评价防制工作的效果。

6. 死亡率(mortality rate) 表示在一定期间内,某人群中总死亡人数在该人群中所占的比例。也可作为疾病发生风险的指标。

$$死亡率=\frac{某人群某年总死亡人数}{该人群同年平均人口数}\times K$$

不同地区死亡率进行比较时需将死亡率标准化。

7. 病死率(case fatality rate) 表示一定时期内因某病死亡者占该病患者的比例,表示某病患者因该病死亡的危险性。

$$病死率=\frac{某时期内因某病死亡人数}{同期某病的病人数}\times 100\%$$

可反映疾病的严重程度,也可反映医疗水平和诊治能力,一种疾病的病死率受疾病严重程度、诊断及治疗水平和病原体毒力的影响。

8. 生存率(survival rate) 指接受某种治疗的患者或某病患者中,经 n 年随访尚存活的患者数所占的比例。

$$生存率=\frac{随访满\ n\ 年尚存活的病例数}{随访满\ n\ 年的病例数}\times 100\%$$

反映疾病对生命的危害程度,可用于评价某些病程较长疾病的远期疗效,常用于癌症、心血管疾病、结核病等慢性疾病的研究。

9. 潜在减寿年数(potential years of life lost,PYLL) 是某病某年龄组人群死亡者的期望寿命与实际死亡年龄之差的总和,即死亡所造成的寿命损失。是人群中疾病负担测量的一个直接指标,也是评价人群健康水平的一个重要指标,在考虑死亡数量的基础上,以期望寿命为基准,进一步衡量死亡造成的寿命损失,强调了早死对人群健康的损害。

10. 伤残调整寿命年(disability adjusted life year,DALY) 是指从发病到死亡所损失的全部健康寿命年。反映疾病对人群寿命损失影响的综合指标。

(二)疾病流行强度

1. 散发(sporadic) 指发病率呈历年的一般水平,各病例间在发病时间和地点上无明显联系,表现为散在发生。确定散发时多与当地近三年该病的发病率进行比较,如当年发病率未明显超过既往平均水平称为散发。

2. 暴发(outbreak) 是指在一个局部地区或集体单位中,短时间内突然发生很多症状相同的患者。这些人多有相同的传染源或传播途径。大多数患者常同时出现在该病的最短和最长潜伏期之间。

3. 流行(epidemic) 是指在某地区某病的发病率显著超过该病历年发病率水平。相对于散发,流行出现时各病例之间呈现明显的时间和空间联系。

4. 大流行(pandemic) 是指某病发病率显著超过该病历年发病率水平,疾病蔓延迅速,涉及地区广,在短期内跨越省界、国界甚至洲界形成世界性流行。

(三)疾病的分布

1. 人群分布

(1)年龄:研究疾病的年龄分布,有助于深入认识疾病的分布规律,探索流行因素。

分析方法有两种:横断面分析(cross sectional analysis)和出生队列分析(birth cohort analysis)。前者主要分析同一时期不同年龄组或不同年代各年龄组的发病率、患病率或死亡率的变化,多用于某时期传染病或潜伏期较短疾病的年龄分布分析。后者在评价疾病的年龄分布长期变化趋势及提供病因线索等方面具有很大意义。它可以明确地呈现致病因子与年龄的关系,有助于探明年龄、所处时代暴露特点及经历在疾病的频率变化中的作用。

(2)性别:疾病的性别差异与男、女性的遗传特征、内分泌代谢、生理解剖特点和内在素质的不同以及致病因子暴露的特点有关。

(3)职业:某些疾病的发生与职业密切相关,由于机体所处职业环境中的致病因素,如职业性的精神紧张程度、物理因素、化学因素及生物因素的不同可导致疾病分布的职业差异。

(4)种族和民族:不同民族由于长期受一定自然环境、社会环境、遗传背景的影响,疾病分布也显示出了差异性。

此外,婚姻与家庭状况、行为生活方式、流动人口和宗教信仰等均与疾病的人群分布有关。

2. 地区分布 疾病在不同地区的分布特征反映出致病因子在这些地区作用的差别,根本的原因是由于疾病危险因素的分布和致病条件不同所造成的。

(1)国家间及国家内不同地区的分布:①疾病在不同国家间的分布;②疾病在同一国家内不同地区的分布。

(2)城乡分布。

(3)地区聚集性:①地方性;②输入性疾病。

(4)地方性疾病(endemic disease):是指局限于某些特定地区内相对稳定并经常发生的疾病,也称地方病。

判断一种疾病是否属于地方性疾病的依据是:①该地区的居民发病率高;②其他地区居住的人群发病率低,甚至不发病;③迁入该地区一段时间后,其发病率和当地居民一致;④迁出该地区后,发病率下降,患病症状减轻或自愈;⑤当地的易感动物也可发生同样的疾病。

3. 时间分布

(1)短期波动(rapid fluctuation):一般是指持续几天、几周或几个月的疾病流行或疫情暴发。暴发常用于少量人群,而短期波动常用于较大数量的人群。

(2)季节性(seasonal variation;seasonality):疾病在一定季节内呈现发病率增高的现象。

季节性有以下两种表现形式:

1)严格的季节性:在某些地区以虫媒传播的传染病发生有严格的季节性,发病多集中在少数几个月内,其余月份没有病例的发生。

2)季节性升高:一年四季均发病,但仅在一定月份发病率升高。

(3)周期性(cyclic variation,periodicity):是指疾病频率按照一定的时间间隔,有规律地起伏波动,每隔若干年出现一个流行高峰的现象。

(4)长期趋势(secular trend,secular change):也称长期变异或长期变动,是指在一个比较长的时间内,通常为几年或几十年,疾病的临床特征、分布状态、流行强度等方面所发生的变化。

(四)疾病的人群、地区、时间分布的综合描述

移民流行病学(migrant epidemiology)是进行疾病人群、地区和时间分布综合描述的一个典型,是探讨疾病病因的一种方法。通过观察疾病在移民、移居地当地居民及原居地人群间的发病率或死亡率的差异,从而探讨疾病的发生与遗传因素或环境因素的关系。

三、习题

（一）名词解释

1. 发病率
2. 患病率
3. 死亡率
4. 病死率
5. 续发率
6. 潜在减寿年数
7. 散发
8. 暴发
9. 流行
10. 大流行
11. 出生队列分析
12. 地方性疾病
13. 输入性疾病
14. 长期趋势
15. 移民流行病学

（二）填空题

1. 疾病分布是指疾病在__________、__________、__________的存在状态及其发生、发展规律，主要描述疾病发病、患病和死亡的群体现象。

2. 疾病的流行强度指在一定时期内，某病在某地区某人群中__________的变化及其病例间的__________。

3. 发病率是指一定期间内，一定范围人群中某病__________出现的频率。

4. 由于发病率可受很多因素的影响，所以在对比不同地区人群的发病率时，考虑到__________、__________等构成对发病率的影响，应进行发病率的__________处理。

5. 在A城伤寒年发病率经常维持在10/10万左右，2016年伤寒患者在A城发生了20例，该城市有30万人口，这种流行强度属于__________。

（三）单项选择题

【A1型题】

1. 某地为了解人群高血压流行情况，拟进行一次普查，根据调查结果可分析

A. 发病率　B. 罹患率　C. 患病率
D. 累积发病率　E. 死亡率

2. 用来说明疾病对人群生命威胁程度的指标是

A. 发病率　B. 死亡率　C. 患病率
D. 罹患率　E. 病死率

3. 某地连续三年统计肝癌死亡情况，以判断肝癌的严重程度，较合理的指标是

A. 粗死亡率　B. 年龄标化死亡率　C. 性别标化死亡率
D. 病死率　E. 地区标化死亡率

4. 表示某市急性传染病的流行强度,宜用的指标是

A. 发病率　B. 死亡率　C. 患病率

D. 罹患率　E. 病死率

5. 疾病的三间分布是指

A. 年龄、性别、季节分布　B. 年龄、季节、职业分布

C. 年龄、季节、地区分布　D. 地区、季节、职业分布

E. 时间、地区、人群分布

6. 不同地区的粗死亡率不能直接比较,因为

A. 不同地区的发病率水平不一样　B. 不同地区环境因素不一样

C. 不同地区人口年龄构成不一样　D. 不同地区医疗诊治不一样

E. 不同地区经济水平不一样

7. 可引起某病的患病率与发病率比值加大的情况为

A. 该病病死率增高　B. 该病病程缩短　C. 该病病程延长

D. 该病治愈率提高　E. 该病的发病率增高

8. 引起患病率升高的情况**不包括**

A. 新病例增加(即发病率增高)

B. 治疗水平提高,患者免于死亡,但未痊愈,病程延长

C. 未治愈者的寿命延长

D. 诊断水平提高

E. 病死率增高

9. 下列因素与发病率的变化**不相关**的是

A. 致病因素的作用明显加强和减弱　B. 病死率的升高或下降

C. 疾病诊断水平的提高或下降　D. 诊断标准的变化

E. 防疫措施的有效与否

10. 在分析食物中毒暴发的可能原因时,适合采用的指标是

A. 发病率　B. 患病率　C. 死亡率

D. 罹患率　E. 续发率

11. 对急性重型肝炎抢救效果进行评价时,恰当的指标应是

A. 死亡率　B. 发病率　C. 患病率

D. 病死率　E. 罹患率

12. 以下能影响人群疾病的患病率的因素是

A. 疾病治愈率的改变　B. 疾病发生率的改变

C. 疾病病例定义的改变
D. A+B+C
E. A+B

13. 某疾病经过较长时间后其临床表现、死亡率、发病率发生了变化，这种变化属于
A. 疾病的季节性
B. 疾病的长期变异
C. 疾病的周期性
D. 疾病暴发后的余波
E. 疾病在不同年龄间的分布

14. 续发率的用途**不包括**
A. 比较不同传染病相对传染力的大小
B. 比较家庭大小对传染病传播的影响
C. 比较不同卫生条件对传染病传播的影响
D. 评价防疫措施的效果
E. 病因不明疾病的病因调查

15. 分析同一时期不同年龄组某疾病死亡率的变化时，适合采用
A. 出生队列分析
B. 交叉分析
C. 横断面分析
D. 年龄死亡相关分析
E. 抽样调查

16. 疾病年龄分布中的出生队列分析方法是
A. 不需要随访
B. 观察一时间断面的死亡率
C. 将同一时期同一年龄的人划为一组
D. 说明同一时期不同年龄组死亡率的变化
E. 说明不同年代的某年龄组死亡率的变化

17. 关于病死率的描述**不正确**的是
A. 用于说明疾病的危害程度
B. 医护水平的提高可以降低病死率
C. 不可以直接比较不同医院的病死率
D. 患病率的降低可以降低病死率
E. 诊断水平提高可以降低病死率

18. 造成疾病季节性流行的因素**不包括**
A. 营养素摄入不同
B. 病原体繁殖高峰
C. 病原体的变异速度
D. 宿主动物繁殖高峰
E. 虫媒繁殖高峰

19. 综合描述疾病的“三间分布”，经典的流行病学方法是
A. 出生队列研究
B. 横断面研究
C. 移民流行病学研究
D. 分子流行病学
E. 遗传流行病学

20. 一种疾病的病死率为

A. 每 10 万人的粗死亡率　　B. 该病的死亡专率

C. 某疾病的死亡结果　　D. 该病死亡在各种死亡中的比例

E. 该病患者因该病死亡的百分比

【A2 型题】

21. 6 名寄宿学校的学生刚罹患水痘,恰逢端午节,所有寄宿的学生都回家过节,大约两周后,6 名罹患水痘的学生的 10 名兄弟姐妹中有 4 名兄弟或姐妹也生了水痘,则水痘的续发率为

A. 4/6　　B. 4/10　　C. 4/16

D. 6/10　　E. 6/16

22. 甲乙两人群中几种癌症报告新病例的相对数如下:

癌症种类	甲人群(%)	乙人群(%)
肺癌	10. 0	6. 7
乳腺癌	30. 0	20. 0
子宫颈癌	25. 0	16. 7
其他癌	35. 0	56. 6
合计	100. 0	100. 0

据此推论甲人群较乙人群更易患肺癌、乳腺癌和子宫颈癌,该推论

A. 正确

B. 不正确,因为未区分发病率或死亡率

C. 不正确,因为未用频率指标测量

D. 不正确,因为未设对照组

E. 不正确,因为甲乙两人群的构成未知

23. 甲、乙乡某病的粗死亡率相等,经过年龄标化后,甲乡标化死亡率>乙乡,其原因可能有

A. 甲乡老人比重>乙乡　　B. 甲乡老人比重<乙乡

C. 与年龄构成无关　　D. 甲乡女性人口数>乙乡

E. 甲乡诊断比乙乡更准确

24. 某社区检测了 10000 人的血清 HBsAg,1000 人阳性,该调查合适的描述指标为

A. 发病率　　B. 患病率　　C. 罹患率

D. 感染率　　E. 生存率

25. 2016 年某县 1~3 月间共发生 20 例某病患者,在 2016 年年初已知有 80 例患者。期间因该病死亡 4 例,该县 1~3 月间的平均人口数为 100 万,则 2016 年 1~3 月间该病的患病率

(1/10万)是

A. 10.0　　B. 9.6　　C. 8.8

D. 8.0　　E. 2.0

26. 对某地30万人进行某病普查,共查出该病病例90人,因此得出

A. 某地某病发病率为30/10万　　B. 某地某病患病率为30/10万

C. 某地某病罹患率为30/10万　　D. 某地某病续发率为30/10万

E. 某病累积发病率为30/10万

27. 2003年某地区非典型性肺炎流行,暴露总人口数为10万人,经调查诊断发病例数共1500例,请问在资料分析时疾病的频率指标应选用

A. 发病率　　B. 期间患病率　　C. 罹患率

D. 感染率　　E. 时点患病率

28. 某医院心血管内科2010年和2011年死于急性心肌梗死的病例数分别为81人和101人,那么和2010年相比

A. 2011年收治的心肌梗死患者死亡危险性更大

B. 2011年收治的心肌梗死患者抢救失败的情况更为严重

C. 2011年的心肌梗死死亡危险的增加不会有统计学意义

D. 不能判断该科收治的心肌梗死患者的死亡频率2011年升高

E. 2011年某地区心肌梗死的发病率增加

29. 1959~1962年日本本土居民、美籍日侨及美国白人几种恶性肿瘤死亡率比较(以本土居民为100)见下表,以下恶性肿瘤中,其发生与环境因素有较大关系的是

1959~1962年日本本土居民、美籍日侨及美国白人几种恶性肿瘤标化死亡比比较

恶性肿瘤	日本本土居民	美籍日侨		美国白人
		非美国出生	美国出生	
食管癌	100	132	51	47
乳腺癌	100	166	136	591
胰腺癌	100	349	104	270
淋巴瘤	100	449	130	336
直肠癌	100	79	53	118

A. 食管癌　　B. 乳腺癌　　C. 胰腺癌

D. 淋巴瘤　　E. 直肠癌

30. 某县历年麻疹发病率均在5/10万~8/10万之间,去年该县麻疹发病率为7.5/10万,判断其流行强度为

A. 散发　　B. 暴发　　C. 流行
D. 大流行　　E. 地方性

【B 型题】

(31~35 题共用备选答案)

A. 2017 年 6 月台湾省某市某小学和中学共 169 名学生发生食物中毒
B. 我国北方地区流行性乙型脑炎发病高峰在夏秋季
C. 1965 年前我国大中城市人群中麻疹每隔一年流行一次
D. 近年来,猩红热的发病率与死亡率均有明显下降
E. 细菌性痢疾多见于夏秋季

31. 属于短期波动的是
32. 属于严格的季节性的是
33. 属于季节性升高的是
34. 属于周期性的是
35. 属于长期变异的是

(36~38 题共用备选答案)

A. 石棉工人中间皮瘤、肺癌及胃肠癌的发生率高于其他职业人群
B. 水痘、流行性脑脊髓膜炎和流行性感冒等常在大城市发生流行
C. 因诊断水平的提高使患病率升高
D. 流行性乙型脑炎和脊髓灰质炎多为隐性感染
E. 2015 年上海市甲型 H1N1 流感流行在冬春季节

36. 属于人群分布的是
37. 属于地区分布的是
38. 属于时间分布的是

(39~41 题共用备选答案)

A. 发病率　　B. 患病率　　C. 死亡率
D. 病死率　　E. 罹患率

39. 去年弗兰明汉姆研究中死于心脏疾病的女性的数量/弗兰明汉姆研究中心最初的女性数量

40. 弗兰明汉姆城市最近的健康检查中患有心脏疾病的女性的数量/同期弗兰明汉姆城市居住的女性的数量

41. 2016 年 A 地区新诊断出患有肺癌的男性的数量/2016 年 7 月 1 日 A 地区估计的居住男

性人口数

(四) 简答题

1. 试述发病率和患病率的区别。

2. 描述疾病流行强度的术语有哪些?

3. 如何测量和描述疾病的分布?

4. 疾病的分布出现长期变异的原因有哪些?

5. 简述移民流行病学研究应该遵循的原则。

6. 影响疾病周期性及间隔时间的常见原因有哪些?

四、参考答案

(一) 名词解释

1. 发病率:是指一定期间内,一定范围人群中某病新发生病例出现的频率。

2. 患病率:也称现患率,是指某特定时间内总人口中某病新旧病例所占的比例。

3. 死亡率:表示在一定期间内,某人群中总死亡人数在该人群中所占的比例,是测量人群死亡危险最常用的指标。还可作为疾病发生风险的指标。

4. 病死率:表示一定时期内因某病死亡者占该病患者的比例,表示某病患者因该病死亡的危险性。

5. 续发率:也称二代发病率,指在某些传染病最短潜伏期到最长潜伏期之间,易感接触者中发病人数占所有易感接触者总数的百分比。

6. 潜在减寿年数:是某病某年龄组人群死亡者的期望寿命与实际死亡年龄之差的总和,即死亡所造成的寿命损失。

7. 散发:指发病率呈历年的一般水平,各病例间在发病时间和地点上无明显联系,表现为散在发生。

8. 暴发:是指在一个局部地区或集体单位中,短时间内突然发生很多症状相同的患者。

9. 流行:是指在某地区某病的发病率显著超过该病历年发病率水平。

10. 大流行:是指某病发病率显著超过该病历年发病率水平,疾病蔓延迅速,涉及地区广,在短期内跨越省界、国界甚至洲界形成世界性流行。

11. 出生队列分析:同一时期出生的一组人群称为出生队列(birth cohort),对其随访若干年,以观察发病情况。这种利用出生队列资料将疾病年龄分布和时间分布结合起来描述的方法称出生队列分析。

12. 地方性疾病:是指局限于某些特定地区内相对稳定并经常发生的疾病,也称地方病。

13. 输入性疾病:一般指传染病而言,凡本国或本地区不存在或已消灭的传染病,从国外或其他地区传入时,称为输入性疾病。

14. 长期趋势:也称长期变异或长期变动,是指在一个比较长的时间内,通常为几年或几十年,疾病的临床特征、分布状态、流行强度等方面所发生的变化。

15. 移民流行病学:是进行疾病人群、地区和时间分布综合描述的一个典型。是探讨疾病病因的一种方法。它是通过观察疾病在移民、移居地当地居民及原居地人群间的发病率或死亡率的差异,从而探讨疾病的发生与遗传因素或环境因素的关系。

(二) 填空题

1. 不同人群 不同时间 不同地区

2. 发病率 联系程度

3. 新病例

4. 年龄 性别 标准化

5. 散发

(三) 单项选择题

【A1 型题】

1. C 2. E 3. D 4. A 5. E 6. C 7. C 8. E 9. B 10. D 11. D 12. D 13. B 14. E 15. C 16. C 17. D 18. C 19. C 20. E

【A2 型题】

21. B 22. C 23. B 24. D 25. A 26. B 27. A 28. D 29. A 30. A

【B 型题】

31. A 32. B 33. E 34. C 35. D 36. A 37. B 38. E 39. C 40. B 41. A

(四) 简答题

1. 试述发病率和患病率的区别。

(1)发病率:是指一定时期内,一定人群中,某病新病例出现的频率。其分子是一定期间内的新发病人数,分母是可能发生该病的人群。常用于探讨发病因素,提出病因假说,评价防制措施效果。

(2)患病率:是指某特定时间内总人口中,曾患有某病(新旧病例之和)所占的比例。患病率取决于发病率和病程两个因素。常用于表示病程长的慢性病的发生与流行情况,可为医疗设施规划、估计床位周转、卫生设施及人力需要量、医疗质量评价、医疗费的投入等提供科学依据。

2. 描述疾病流行强度的术语有哪些?

描述疾病流行强度的术语有:①散发;②暴发;③流行;④大流行。

3. 如何测量和描述疾病的分布?

可以采用疾病频率测量的常用指标（发病率、罹患率、患病率、死亡率、病死率、感染率、续发率等）进行定量的测量与分析，用数量（相对数）来反映群体的疾病现象，描述疾病在人群中出现的频率。通过疾病流行强度的术语描述某种疾病在某地区人群单位时间内新发病例数量的变化特征；通过描述疾病在人群、时间和地区的分布得以表现疾病的流行特征。其中人群分布特征包括年龄、性别、职业、种族和民族以及行为和生活方式等；地区分布是指疾病在国家间、国家内不同地区间以及城乡间的分布。时间分布有短期波动、季节性、周期性和长期变异等形式。

4. 疾病的分布出现长期变异的原因有哪些？

出现长期变异的主要原因有：①病因或致病因素的变化；②病原体的变异；③机体免疫状况的改变；④医疗和防制水平的提高；⑤报告及登记制度完善程度等。

5. 简述移民流行病学研究应该遵循的原则。

应该遵循的原则有两个：①若某病发病率或死亡率的差别主要是环境因素作用的结果，则该病在移民人群中的发病率或死亡率与原住国（地区）人群不同，而接近移居国（地区）当地人群的发病率或死亡率；②若该病发病率或死亡率的差别主要与遗传因素有关，则移民人群与原住国（地区）人群的发病率或死亡率近似，而不同于移居国（地区）当地人群。

6. 影响疾病周期性及间隔时间的常见原因有哪些？

常见原因有四个方面。①人口密集、交通拥挤和卫生条件差等因素利于疾病的传播。当有传染源和足够数量的易感者存在，又无有效的预防措施时，其流行特征呈现一定的周期性。②传播机制容易实现的疾病，当易感者积累到足够数量便可迅速传播。而疾病流行后，新的易感者积累的速度，特别是新生儿的增加，影响疾病周期间隔的时间，累积速度越快，间隔越短。③病后可形成稳固免疫的疾病，一度流行后发病率可迅速下降，流行后人群免疫水平持续时间越久，周期间隔越长。④周期性的发生还取决于病原体变异及其变异的速度，是影响疾病周期间隔时间的重要因素。

（雷立健　王素萍）

第三章

描述性研究

一、学习目标

1. 掌握　描述性研究的概念、种类和主要用途；现况研究的定义、特点；普查和抽样调查方法的概念及用途。

2. 熟悉　常用随机抽样调查方法的类型、原理和优缺点；现况研究设计与实施的基本步骤；生态学研究的概念、特点和分类。

3. 了解　现况研究数据分析及注意事项；抽样调查样本含量的计算方法；现况研究的优缺点，常见偏倚及其控制；生态学研究的优点与局限性。

二、重点和难点内容

（一）描述性研究概述

1. 概念　描述性研究（descriptive study）是指利用常规监测记录或通过专门调查获得的数据资料（包括实验室检查结果），按照不同地区、不同时间及不同人群特征进行分组，描述人群中有关疾病或健康状态以及有关特征和暴露因素的分布状况，在此基础上进行比较分析，获得疾病三间（人群、地区和时间）分布的特征，进而获得病因线索，提出病因假设。

2. 类型　①现况研究（cross sectional）：是在一个特定时点或时期内，在特定范围内的人群中，对某种（些）疾病或健康状况以及相关因素进行调查的一种方法。②病例报告（case report）：是对临床上某种罕见病的单个病例或少数病例的详细介绍，属于定性研究的范畴。③病例系列分析（case series analysis）：是临床医生最熟悉的一类研究方法，它是对一组相同疾病的病例临床资料进行整理、统计、分析、总结并得出结论。一般用来分析某种疾病的临床表现特征，评价预防、治疗措施的效果。④个案研究（case study）：又称个案调查，是指运用流行病学的原理和方法，到发病现场对新发病例的接触史、家属及周围人群的发病或健康状况以及与发病可能有关的环境因素进行调查，以达到查明所研究病例的发病原因和条件，防止再发生类似疾病，控制疫情扩散及消灭疫源地的目的。⑤历史资料分析：历史资料即既有资料，是研究疾病的三间分布特征、疾病危险因素和评价疾病防治措施效果的重要资料和信息来源。⑥随访研究(follow-up study):也称纵向研究,是通过定期随访,观察疾病、健康状况或某卫生事件在一个固定人群中随着时间推移的动态变化情况,可以对研究对象进行连续观察。⑦生态学研究:统计学上常称为相关性研究,它是在群体的水平上研究暴露与疾病之间的关系,是一种粗线条的研究,仅能提供一定的病因线索。

3. 特点 ①以观察为主要研究手段,不对研究对象采取任何干预措施;②暴露因素的分配不随机,且由于研究开始时一般不设立对照组,暴露与结局的时序关系无法确定等原因,对于暴露与结局的关系的因果推断存在一定的局限,仅可做一些初步的比较性分析,但可为后续的分析性或实验性研究提供线索。

4. 用途 ①描述疾病或者某种健康状况的分布及发生发展的规律;②获得病因线索,提出病因假设。

(二)现况研究概述

1. 概念 通过对特定时点(或期间)和特定范围内人群中的疾病或健康状况和有关因素的分布状况的资料收集、描述,从而为进一步的研究提供病因线索。又称为横断面研究,患病率研究。

2. 类型 ①普查(census):即全面调查,是指在特定时点或时期内、特定范围内的全部人群(总体)作为研究对象的调查。②抽样调查(sampling survey):通过随机抽样方法,对特定时点、特定范围内人群的一个代表性样本进行调查,以样本的统计量来估计总体参数所在范围,即通过对样本中的研究对象的调查研究来推论其所在总体的情况。

3. 特点 ①在设计阶段一般不设对照组;②现况研究的特定时间,关注的是某一特定时点上或某一特定时期内某一群体中暴露与疾病的状况或联系;③在确定因果联系时受到限制;④对研究对象固有的暴露因素可以作因果推断;⑤用现在的暴露(特征)来替代或估计过去情况的条件;⑥定期重复进行可以获得发病率资料。

4. 用途 ①确定高危人群;②评价疾病监测、预防接种等防治措施的效果。

(三)现况研究的设计与实施要点

1. 确定研究目的 根据研究所期望解决的问题,明确该次调查所要达到的目的,如是为了了解某疾病或健康状况的人群分布情况还是开展群体健康检查;是考核防治措施的效果还是探索病因或危险因素;是为社区诊断提供基线资料还是为卫生决策提供科学参考。

2. 明确研究的类型 根据具体的研究目的来确定采用普查还是抽样调查。

3. 确定研究对象 根据研究目的对调查对象的人群分布特征、地域范围以及时间点有一个明确的规定,并结合实际情况明确在目标人群中开展调查的可行性。

4. 确定样本含量和抽样方法 ①样本量:一般来说,由于抽样调查较普查有很多优越性,所以现况研究常采用抽样的办法。当然,也可以采用抽样与普查相结合的方法。对于分类指标,决定现况研究的样本量大小的因素主要有预期现患率 p,容许误差 d 和显著性水平 α,可采用的估算公式为 $n=\frac{pq}{s_p^2}$,简化为 $n=400\times\frac{q}{p}$;对于计量指标,估算公式为 $n=\frac{4s^2}{d^2}$。②抽样方法:抽样可分为非随机抽样和随机抽样,前者如典型调查,后者有单纯随机抽样、系统抽样、分层抽样、整群抽样和多阶段抽样,各随机抽样方法原理和优缺点详见后述。

5. 资料收集　包括:①确定拟收集资料的内容;②调查员培训;③资料的收集方法。

6. 数据整理与分析　详见配套教材。

(四)随机抽样方法

1. 单纯随机抽样　单纯随机抽样(simple random sampling)也称简单随机抽样,是最简单、最基本的抽样方法。从总体 N 个对象中,利用抽签或其他随机方法(如随机数字)抽取 n 个,构成一个样本。它的重要原则是总体中每个对象被抽到的概率相等(均为 n/N)。优点是简便易行。缺点是抽样往往由于总体数量大,编号、抽样麻烦,以及抽到个体分散导致资料收集困难等。

2. 系统抽样　又称机械抽样,是按照一定顺序,机械地每隔若干单位抽取一个单位的抽样方法。优点有:①可以在不知道总体单位数的情况下进行抽样;②在现场人群中较易进行;③分布比较均匀,代表性较好。缺点主要有:假如总体各单位的分布有周期性趋势,而抽取的间隔恰好与此周期或其倍数吻合,则可能使样本产生偏性。

3. 分层抽样　分层抽样(stratified sampling)是指先将总体按某种特征分为若干次级总体(层),然后再从每一层内进行单纯随机抽样,组成一个样本。分层抽样又分为两类:一类叫按比例分配(proportional allocation)分层随机抽样,即各层内抽样比例相同;另一类叫最优分配(optimum allocation)分层随机抽样,即各层抽样比例不同,内部变异小的层抽样比例小,内部变异大的层抽样比例大,此时获得的样本均数或样本率的方差最小。分层抽样要求层内变异越小越好,层间变异越大越好,因而可以提高每层的精确度,而且便于层间进行比较。

4. 整群抽样　整群抽样(cluster sampling)是将总体分成若干群组,抽取其中部分群组作为观察单位组成样本,这种抽样方法称为整群抽样。若被抽到的群组中的全部个体均作为调查对象,称为单纯整群抽样;若通过再次抽样后调查部分个体,称为二阶段抽样。整群抽样的特点有:①易于组织、实施方便,可以节省人力、物力;②群间差异越小,抽取的群越多,则精确度越高;③抽样误差较大,故通常在单纯随机抽样样本量估算的基础上再增加1/2。

5. 多阶段抽样　指将抽样过程分阶段进行,每个阶段使用的抽样方法往往不同,即将以上抽样方法结合使用,其在大型流行病学调查中常用。其实施过程为:先从总体中抽取范围较大的单元,称为一级抽样单位(如省、自治区、直辖市),再从每个抽得的一级单元中抽取范围较小的二级单元(县、乡、镇、街道),……,依次类推,最后抽取其中范围更小的单元(如村、居委会)作为调查单位。每个阶段可以采用单纯随机抽样、系统抽样或其他抽样方法。它可以充分利用各种抽样方法的优势,并能节省人力、物力。缺点是在抽样之前要掌握各级调查单位的人口资料及特点。

(五)现况研究的常见偏倚和控制

1. 常见的偏倚 有选择偏倚、无应答偏倚、回忆偏倚、幸存者偏倚和测量偏倚等。

2. 偏倚的控制 ①严格遵照抽样方法的要求,确保抽样过程中随机化原则的完全实施;②提高研究对象的依从性和受检率;③正确选择测量工具和检测方法,包括调查表的编制等;④组织好研究工作,调查员一定要经过培训,统一标准和认识;⑤做好资料的复查、复核等工作;⑥选择正确的统计分析方法,注意辨析混杂因素及其影响。

(六)生态学研究

1. 概述 生态学研究(ecological study)又称相关性研究,是描述性研究的一种类型,它是在群体的水平上研究某种暴露因素与疾病之间的关系,以群体为观察和分析的单位,通过描述不同人群中某因素的暴露状况与疾病的频率,分析该暴露因素与疾病之间的关系。以群体为研究单位是生态学研究的最基本特征。生态学研究可提供病因线索,产生病因假设;也可用于评估人群干预措施的效果。

2. 类型 ①生态比较研究:是生态学研究中应用较多的一种方法。最为简单的方法是观察不同人群或地区某种疾病的分布,然后根据疾病分布的差异,提出病因假设。常用来比较在不同人群中某因素的平均暴露水平和某疾病频率之间的关系,即比较不同暴露水平的人群中疾病的发病率或死亡率有何差别,了解这些人群中暴露因素的频率或水平,并与疾病的发病率或死亡率作对比分析,从而为病因探索提供线索。也可应用于评价社会设施、人群干预以及在政策、法令的实施等方面的效果。②生态趋势研究:是连续观察人群中某因素平均暴露水平的改变与某种疾病的发病率、死亡率变化的关系,了解其变动趋势;通过比较暴露水平变化前后疾病频率的变化情况,来判断某因素与某疾病的联系。

3. 优点 ①常可应用常规资料或现成资料(如数据库)来进行研究,节省时间、人力和物力;②对病因未明的疾病可提供病因线索供深入研究;③对于个体的暴露剂量无法测量的情况,生态学研究是唯一可供选择的研究方法;④当研究的暴露因素在一个人群中变异范围很小时,很难测量其与疾病的关系;⑤适合于对人群干预措施的评价;⑥在疾病监测中,应用生态趋势研究可估计某种疾病发展的趋势。

4. 局限性 ①生态学谬误;②混杂因素往往难以控制;③生态学研究难以确定两变量之间的因果联系。

三、习题

（一）名词解释

1. 描述性研究
2. 现况研究
3. 普查
4. 抽样调查
5. 单纯随机抽样
6. 系统抽样
7. 分层抽样
8. 整群抽样
9. 生态学研究
10. 生态学谬误

（二）填空题

1. 描述性研究包括__________、__________、__________、历史资料分析和随访研究等。

2. 常见的随机抽样方法有__________、__________、__________、__________和多阶段抽样五类。

（三）单项选择题

【A1 型题】

1. 描述性研究具有的特征是
   A. 以个体为单位收集和分析资料
   B. 选择不同性质的人群进行对比
   C. 被调查人群是以随机抽样的方式获得的
   D. 描述疾病分布的特点，可提供疾病的病因线索
   E. 论证强度高，可以验证病因假设
2. 描述性研究主要适用于
   A. 病因研究　B. 疾病分布调查　C. 预防效果研究
   D. 疾病危险因素研究　E. 疾病自然史研究
3. 下列有关现况研究优点的描述正确的是
   A. 可以检验疾病的病因　B. 调查时可以同时测量多种因素
   C. 抽样调查时样本数量都比较小　D. 不存在生存者偏倚
   E. 调查偏倚较少
4. 以下无法通过一次现况研究实现的是
   A. 掌握目标群体中某疾病的发病率及其分布状态
   B. 提供疾病的病因线索
   C. 对疾病监测等资料的质量评价

D. 评价预防接种效果

E. 确定高危人群

5. 以下描述属于普查优点的是

A. 调查的精确性高,不容易出现漏查

B. 适合患病率较低疾病的调查

C. 统一的调查技术可以有效保证调查质量

D. 可以很快获得疾病的发病率资料

E. 确定调查对象比较简单

6. 为了解人群中某病的患病情况,开展普查工作最适合于

A. 患病率高的疾病

B. 患病率低的疾病

C. 不易发现的隐性疾病

D. 病死率较高的疾病

E. 检查方法、操作技术复杂的病种

7. 抽样调查的特点**不包括**

A. 不适于患病率低的疾病

B. 工作量相对较小,人力、物力投入相对较少

C. 设计、实施较复杂

D. 样本量小容易发现遗漏

E. 用样本统计量估计总体参数

8. 以下有关样本量的描述,叙述正确的是

A. 样本量宜大不宜小

B. 样本量越大资料越准确

C. 样本量足够就好

D. 样本量大小由调查可行性决定

E. 样本量估计不能采用经验法

9. 抽样误差最小的抽样方法是

A. 单纯随机抽样

B. 系统抽样

C. 分层抽样

D. 整群抽样

E. 典型抽样

10. 以下符合生态学研究的特点是

A. 机体内暴露水平上研究暴露与疾病之间的关系

B. 群体水平上研究暴露与疾病之间的关系

C. 个体水平上研究暴露与疾病之间的关系

D. 分子水平上研究暴露与疾病之间的关系

E. 开展专题流行病学调查研究暴露与疾病之间的关系

【A2 型题】

11. 为研究人群高血压患病率及其分布特点，欲对 H 市 15 岁以上的居民进行体检并填写健康调查问卷，应采用的调查设计方法是

A. H 市所有医院病例报告
B. 生态学研究
C. H 市住院或门诊患者普查
D. H 市住院或门诊患者抽样调查
E. 现况调查

12. 一项调查收集了当地哮喘疾病频率资料，并从有关部门获取了该年度空气质量监测数据，欲作哮喘患病与空气质量关系研究，应采用的研究设计方法是

A. 普查
B. 抽样调查
C. 现况研究
D. 生态学研究
E. 病例报告

13. 为研究某电镀厂附近地区人群慢性镉中毒的患病率及其分布特点，在该电镀厂排放污水河流下游的 5 个村庄进行调查，每个村子各选取在当地居住 5 年以上，无职业性镉接触史的居民约 200 人，进行体检并填写健康调查问卷。此种研究属于

A. 病例报告
B. 现况研究
C. 生态学研究
D. 个案研究
E. 随访研究

14. 某地开展痛风普查，10 万人中发现痛风患者 400 例，据此可计算的频率指标是

A. 罹患率为 400/10 万
B. 发病率为 400/10 万
C. 患病率为 400/10 万
D. 累计发病率为 400/10 万
E. 发病密度为 400/10 万

15. 某地区为调查中、小学生近视率以及在不同年级、城乡中的分布状况，在全区 60 所中、小学中进行抽样调查。较合理的抽样方法是

A. 采用整群抽样的方法
B. 采用分层抽样的方法
C. 先整群抽样，再分层抽样
D. 先分层抽样，再整群抽样
E. 先整群分组，再随机抽样

【B 型题】

（16~20 题共用备选答案）

A. 为了早发现、早诊断、早治疗宫颈癌
B. 对个别发生的麻疹患者进行调查
C. 烟草消耗量与肺癌的关系研究
D. 对临床诊疗过程中遇见的某罕见疾病病例的临床表现、治疗与转归等进行描述
E. 为了获取某地高校学生的乙肝感染率

16. 通过生态学研究可实现的研究目的是

17. 通过普查可实现的研究目的是

18. 通过抽样调查可实现的研究目的是

19. 通过个案调查可实现的研究目的是

20. 通过病例报告可实现的研究目的是

（四）简答题

1. 为什么现况研究又被称为横断面研究或患病率研究？

2. 样本量受哪些因素影响？运用公式 $n=400\times\frac{q}{p}$ 进行样本量估计需满足什么条件？

3. 为研究饮用水中微囊藻毒素与结直肠癌发病的关系，研究收集了当地居民饮用水中微囊藻毒素的浓度，以及当地近年来结直肠癌发病率的数据，计划对这两类事件间进行等级相关分析。试问这种研究设计的名称是什么？试述该类研究的优点与局限性。

4. 判断分层抽样中"层"因素选择是否合适的一个简单标准是什么？

5. 你怎样理解"现况研究所揭示的暴露与疾病之间的统计学联系，仅为建立因果联系提供线索，而不能以此做因果推论"？

6. 欲调查某地乙型肝炎的感染情况，你计划采用什么方法？并简述设计与实施的要点。

7. 某项调查显示在某地患老年痴呆的老年人中，学历低的老年患者人数是学历高的老年患者人数的 4 倍。故认为学历高低差异是老年人患老年痴呆的原因之一。该结论正确吗？为什么？

8. 现况研究常见的偏倚有哪些？如何进行控制？

四、参考答案

（一）名词解释

1. 描述性研究：是指利用常规监测记录或通过专门调查获得的数据资料（包括实验室检查结果），按照不同地区、不同时间及不同人群特征进行分组，描述人群中有关疾病或健康状态以及有关特征和暴露因素的分布状况，在此基础上进行比较分析，获得疾病三间（人群、地区和时间）分布的特征，进而获得病因线索，提出病因假设。

2. 现况研究：指通过对特定时点（或期间）和特定范围内人群中的疾病或健康状况和有关因素的分布状况的资料收集、描述，从而为进一步的研究提供病因线索。从观察时间上来说，其所收集的资料是在特定时间内发生的情况，一般不是过去的暴露史或疾病情况，也不是追踪观察将来的暴露与疾病情况，又称为横断面研究，患病率研究。

3. 普查：指在特定时点、特定范围内的全部人群（总体）均为研究对象的调查，属现况研究的一种。

4. 抽样调查：指通过随机抽样的方法，对特定时点、特定范围内人群的一个代表性样本进行调查,以样本的统计量来估计总体参数所在范围,即通过对样本中的研究对象的调查研究来推论其所在总体的情况。

5. 单纯随机抽样:是最简单、最基本的抽样方法。从总体 N 个对象中,利用抽签或其他随机方法(如随机数字)抽取 n 个,构成一个样本。它的重要原则是总体中每个对象被抽到的概率相等(均为 n/N)。

6. 系统抽样:又称机械抽样。按照一定顺序,机械地每隔若干单位,抽取一个单位的抽样方法。设总体单位数为 N,需要调查的样本数为 n,则抽样比为 n/N,抽样间隔为 K=N/n。将每 K 个单位为一组,然后用随机方法确定第一组的单位号,最后每隔 K 个单位抽取一个作为研究对象。

7. 分层抽样:将总体的单位按某种特征分为若干次级总体(层),然后再从每一层内进行单纯随机抽样,组成一个样本。分为两类:一类叫按比例分配分层随机抽样,即各层内抽样比例相同;另一类叫最优分配分层随机抽样,即各层抽样比例不同,内部变异小的层抽样比例小,内部变异大的层抽样比例大,此时获得的样本均数或样本率的方差最小。

8. 整群抽样:将总体分成若干群组,抽取其中部分群组作为观察单位组成样本。该法易于组织、实施简便,可以节省人力、物力;但抽样误差较大,故样本量比其他方法要增加 1/2。

9. 生态学研究:又称相关性研究,是描述性研究的一种类型。它是在群体的水平上研究某种暴露因素与疾病之间的关系,以群体为观察和分析的单位,通过描述不同人群中某因素的暴露状况与疾病的频率,分析该暴露因素与疾病之间的关系。

10. 生态学谬误:是生态学研究最主要的缺点,是由于生态学研究是有各个不同情况的个体"集合"而成的群体(组)为观察和分析的单位,以及存在的混杂因素等原因而造成的研究结果与真实情况不符。

(二)填空题

1. 现况研究 病例报告 病例系列分析 个案研究

2. 单纯随机抽样 系统抽样 整群抽样 分层抽样

(三)单项选择题

【A1 型题】

1. D 2. B 3. B 4. A 5. E 6. A 7. D 8. C 9. C 10. B

【A2 型题】

11. E 12. D 13. B 14. C 15. D

【B 型题】

16. C 17. A 18. E 19. B 20. D

（四）简答题

1. 为什么现况研究又被称为横断面研究或患病率研究？

现况研究所收集的资料是在特定时间内发生的情况，一般不是过去的暴露史或疾病情况，也不是追踪观察将来的暴露与疾病情况，故又称为横断面研究（cross-sectional study）。

从观察分析指标来说，由于这种研究所得到的频率指标一般为特定时间内调查群体的患病频率，故也称之为患病率研究（prevalence study）。

2. 样本量受哪些因素影响？运用公式 $n=400\times\frac{q}{p}$ 进行样本量估计需满足什么条件？

决定样本大小的因素来自多个方面，主要有：①预期现患率 p，如现患率越靠近 50%，样本含量就越大；反之，则要小些；②对调查结果的精确性要求即允许误差 d，它越大，所需样本量越小；③要求的显著性水平 α；④资料的性质，定量还是定性资料；⑤抽样方法等。

当资料的性质是定性资料；$d=0.1\times p$，并且 $\alpha=0.05$ 时，$Z=1.96\approx2$ 以及 $n\times p>5$ 的情况可采用该公式；如果 $n\times p\leqslant5$，宜用 Poisson 分布的办法来估算样本量。

3. 为研究饮用水中微囊藻毒素与结直肠癌发病的关系，研究收集了当地居民饮用水中微囊藻毒素的浓度，以及当地近年来结直肠癌发病率的数据，计划对这两类事件间进行等级相关分析。试问这种研究设计的名称是什么？试述该类研究的优点与局限性。

该研究为生态学研究。因为生态学研究的特点是在群体的水平上研究某种暴露因素与疾病之间的关系，以群体为观察和分析的单位。它通过描述不同人群中某因素的暴露情况与疾病的频率，分析该暴露因素与疾病的关系。本例中通过描述当地人群中结直肠癌的患病情况和当地饮用水中微囊藻毒素的暴露情况，从而研究饮用水中微囊藻毒素与结直肠癌发病的关系，所以属于生态学研究。

生态学研究的优点主要有：①常可应用常规资料或现成资料（如数据库）来进行研究，节省时间、人力和物力；②对病因未明的疾病可提供病因线索供深入研究；③对于个体的暴露剂量无法测量的情况，生态学研究是唯一可供选择的研究方法；④当研究的暴露因素在一个人群中变异范围很小时，很难测量其与疾病的关系；⑤适合于对人群干预措施的评价；⑥在疾病监测中，应用生态趋势研究可估计某种疾病发展的趋势。

生态学研究的局限性主要有：①生态学谬误；②混杂因素往往难以控制；③生态学研究难以确定两变量之间的因果联系。

4. 判断分层抽样中“层”因素选择是否合适的一个简单标准是什么？

能够成为“层”因素的应是纳入研究对象的重要特征因素，例如年龄、病情、有无合并症或危险因素等。一个好的“层”因素可表现为每一层内个体变异小，而层间变异则较大。这样不仅保证总体中每一个层都有个体被抽到，可准确估计总体的参数值，还可以分别估计各个层内的情况。

5. 你怎样理解“现况研究所揭示的暴露与疾病之间的统计学联系,仅为建立因果联系提供线索,而不能以此做因果推论”?

①在现况研究中,某一疾病持续时间(病程)短的患者(如迅速痊愈或很快死亡)与存活期长的患者相比,被采集到的机会不同。现况研究所包括的是大量存活期长的患者。而存活期长与存活期短的患者,在许多特点和病因上可能会存在大的差异。这种情况下,就很可能将影响存活的因素当作影响发病的因素。②现况研究揭示的是某一个时间断面上暴露(特征)与疾病的关系,无法确定暴露(特征)与疾病的时间顺序关系。

6. 欲调查某地乙型肝炎的感染情况,你计划采用什么方法?并简述设计与实施的要点。

可采用现况研究。通过现况研究来揭示目标群体中某病的患病率,以及其在不同人群特征中的分布状态是这类研究最常见的用途。经常采用的方法是抽样调查。例如,若要掌握某个区域内目前居民的乙型肝炎患病情况,则可通过某种抽样技术,从这个区域的人群(目标人群或总体)中,随机地选取足够数量的合格的研究对象(样本),对此逐个进行乙型肝炎的调查和检测,并同时收集有关的研究因素,诸如,是否有感染史、性别、年龄、职业等,然后分析求得按不同研究因素分组(类)的乙型肝炎的患病率水平。

现况研究设计与实施要点主要包括①确定研究目的;②明确研究的类型;③确定研究对象;④确定样本量和抽样方法;⑤资料收集;⑥数据整理与分析六个主要的步骤。

7. 某项调查显示在某地患老年痴呆的老年人中,学历低的老年患者人数是学历高的老年患者人数的4倍。故认为学历高低差异是老年人患老年痴呆的原因之一。该结论正确吗?为什么?

结论不正确,原因在于研究没有用相对率来反映学历高低差异的老年人发生老年痴呆的频率或强度,而只是单纯的绝对发生数相比。

8. 现况研究常见的偏倚有哪些?如何进行控制?

现况研究常见的偏倚有:主观选择研究对象、任意变换抽样方法导致的选择偏倚,调查对象不合作或因种种原因不能或不愿意参加调查而产生的无应答偏倚,调查到的对象均为幸存者产生的幸存者偏倚,回忆偏差产生的回忆偏倚,以及测量工具、检验方法不正确,化验技术操作不规范等导致的测量偏倚。

偏倚的控制措施主要有:①严格遵照抽样方法的要求,确保抽样过程中随机化原则的完全实施;②提高研究对象的依从性和受检率;③正确选择测量工具和检测方法,包括调查表的编制等;④组织好研究工作,调查员一定要经过培训,统一标准和认识;⑤做好资料的复查、复核等工作;⑥选择正确的统计分析方法,注意辨析混杂因素及其影响。

(金明娟 陈 坤)

第四章

队列研究

一、学习目标

1. 掌握　队列研究的基本原理和方法；相关的概念；队列研究的设计与资料整理分析；资料分析方法及各主要指标的流行病学意义。

2. 熟悉　队列研究的特点；选用指征；研究目的与用途；研究类型及其选择。队列研究的偏倚及其控制；质量控制手段及其优缺点。

3. 了解　队列研究的实施步骤；样本量的估计；随访方法；人年的计算及率的显著性检验等。

二、重点和难点内容

（一）概述

1. 相关概念

（1）队列（cohort）：队列原意是指古罗马军团中的一个分队，流行病学家加以借用，表示一个特定的（具有某种共同特征）研究人群。

（2）队列研究（cohort study）：队列研究是将一个范围明确的人群按是否暴露于某可疑因素及其暴露程度分为不同的亚组，追踪其各自的结局，比较不同亚组之间结局的差异，从而判定暴露因子与结局之间有无因果关联及关联大小的一种观察性研究方法。

（3）暴露（exposure）：暴露是指研究对象接触过某种待研究的物质（如重金属）、具备某种待研究的特征（如年龄、性别及遗传等）或行为（如吸烟）。

（4）危险因素（risk factor）：泛指能引起某特定不良结局（outcome）（如疾病）发生，或使其发生的概率增加的因子，包括个人行为、生活方式、环境和遗传等多方面的因素。危险因素的反面称为保护因素（protective factor）。

2. 基本原理　队列研究的基本原理是在一个特定人群中选择所需的研究对象，根据目前或过去某个时期是否暴露于某个待研究因素（危险因素或保护因素），或其不同的暴露水平而将研究对象分成不同的组,如暴露组和非暴露组,高剂量暴露组和低剂量暴露组等,随访观察一段时间,检查并登记各组人群待研究的预期结局的发生情况(如疾病、死亡、或其他健康状况),比较各组结局的发生率,从而评价和检验危险因素与结局的关系。如果暴露组某结局的发生率明显高于或低于非暴露组,则可推测暴露与结局之间可能存在因果关系。

3. 基本特点 ①属于观察法;②需设立对照组;③是由"因"及"果"的研究;④能确认暴露与结局的因果关系。

4. 研究目的 ①检验病因假设;②评价预防措施效果;③研究疾病的自然史;④新药的上市后监测。

5. 研究类型 ①前瞻性队列研究;②历史性队列研究;③双向性队列研究。

(二)设计与实施

1. 确定研究因素 除了要确定一个主要的暴露因素外,还应确定同时需要收集的其他相关因素,包括各种可疑的混杂因素及研究对象的人口学特征。

2. 确定研究结局 结局变量(outcome variable)简称为结局,是指随访观察中将出现的预期结果事件,也即研究者希望追踪观察的事件。结局就是队列研究观察的自然终点(natural end)。队列研究的结局可以有多个,研究结局的测量应有全面、具体、客观和统一的标准。

3. 确定研究现场与研究人群

(1)研究现场:要求有足够数量的符合条件的研究对象,领导重视,群众理解和支持,文化教育水平较高,医疗卫生条件较好,交通较便利,并有代表性。

(2)暴露人群的选择:通常有下列四种选择:职业人群、特殊暴露人群、一般人群和有组织的人群团体。

(3)对照人群的选择:对照组选择的基本要求是尽可能保证与暴露组的可比性,一般有内对照、外对照、总人口对照和多重对照四种。

4. 确定队列大小 队列大小受到一般人群(对照人群)中所研究疾病的发病率、暴露组与对照组人群发病率之差、要求的显著性水平及把握度($1-\beta$)等因素的影响,同时还要考虑抽样方法、暴露组与非暴露组的比例及失访的影响。

在暴露组与对照组样本等量的情况下,可用下式计算出各组所需的样本量。样本量也可以查表获得。

$$n=\frac{(z_{\alpha}\sqrt{2\,\overline{pq}}+z_{\beta}\sqrt{p_0q_0+p_1q_1})^2}{(p_1-p_0)^2}$$

5. 资料的收集与随访 包括基线资料的收集和定期随访。随访内容包括基线资料的内容,特别是暴露的变化,当然收集的重点是结局变量。资料收集的方法包括:①查阅医院、工厂、单位及个人健康保险的记录或档案;②访问研究对象或其他能够提供信息的人;③对研究对象进行体格检查和实验室检查;④环境调查与检测。

随访的对象、内容、方法、随访间隔、随访者、观察终点与观察终止时间等都需要事先计划、严格实施。

6. 质量控制 队列研究的质量控制主要是在资料收集阶段,主要措施包括:调查员的选择、调查员的培训、制定调查员手册及监督。

(三)资料的整理与分析

队列研究的资料按类型的不同(一般分为累计发病率资料或发病密度资料)列成不同的表格。

1. 人时的计算

(1)以个人为单位计算暴露人年(精确法)。

(2)用近似法计算暴露人年。

(3)用寿命表法计算人年。

2. 率的计算

(1)累积发病率(cumulative incidence):如果研究人群的数量较大且比较稳定,则无论其发病强度大小和观察时间长短,均可用观察开始时的人口数作分母,以整个观察期内的发病(或死亡)人数为分子,计算某病的累积发病率。累积发病率的量值变化范围为0~1。

(2)发病密度(incidence density):如研究对象进入队列的时间先后不一;并由于迁移、其他原因死亡或退出、出现终点结局等原因造成每个对象被观察的时间不一样,则需以观察人时为分母计算发病率,用人时为单位计算出来的率带有瞬时频率性质,称为发病密度。最常用的人时单位是人年。发病密度的量值变化范围是从0到无穷大。

(3)标化比:当研究对象数目较少,结局事件的发生率比较低时,无论观察的时间长或短,都不宜直接计算率,而是以全人口发病(死亡)率作为标准,算出该观察人群的理论发病(死亡)人数,即预期发病(死亡)人数,再求观察人群实际发病(死亡)人数与此预期发病(死亡)人数之比,得到标化发病(死亡)比。最常用的指标为标化死亡比(standardized mortality ratio,SMR)。

3. 率的显著性检验 当研究样本量较大,np 和 $n(1-p)$ 均大于5时,可用U检验法来检验暴露组与对照组之间率的差异;如果率比较低,样本较小时,可改用直接概率法、二项分布检验或泊松(Poisson)分布检验;当率稍大和样本稍大时,可用四格表资料的卡方检验;对SMR或SPMR的检验,可用卡方检验或计分检验(score test)。

4. 效应的估计

(1)相对危险度(RR):RR也叫危险度比(risk ratio)或率比(rate ratio)。危险度比是暴露组的危险度(测量指标是累积发病率)与对照组的危险度之比。率比是暴露组与对照组的发病密度之比。危险度比和率比都是反映暴露与发病(死亡)关联强度的最有用的指标。

(2)归因危险度(AR):是暴露组发病率与对照组发病率相差的绝对值,它表示危险特异地归因于暴露因素的程度。

(3)归因危险度百分比(AR%):又称为病因分值 EF(etiologic fraction),是指暴露人群中的发病或死亡归因于暴露的部分占全部发病或死亡的百分比。

(4)人群归因危险度(population attributable risk,PAR)与人群归因危险度百分比(PAR%):PAR 是指总人群发病率中归因于暴露的部分,而 PAR%是指 PAR 占总人群全部发病(或死亡)的百分比。RR 和 AR 都说明暴露的生物学效应,即暴露的致病作用有多大;而 PAR 和 PAR%则说明暴露对一个具体人群的危害程度,以及消除这个因素后可能使发病率或死亡率减少的程度,它既与 RR 和 AR 有关,又与人群中暴露者的比例有关。

(5)剂量反应关系的分析:先列出不同暴露水平下的发病率,然后以最低暴露水平组为对照,计算各暴露水平的相对危险度和危险度差。必要时,应对危险度(或率)的变化作趋势性检验。

(四)队列研究的偏倚及其防止

1. 常见偏倚的种类

(1)选择偏倚:如果研究人群在一些重要因素方面与一般人群或待研究的总体人群存在差异,即研究人群(样本)不是一般人群(总体)的一个无偏的代表,将会引起选择偏倚。

(2)失访偏倚:这是队列研究中不可避免的偏倚,因为在一个较长的追踪观察期内,总会有对象迁移、外出、死于非终点疾病或拒绝继续参加观察而退出队列。

2. 常见偏倚的防止

(1)选择偏倚的预防:严格遵守随机化的原则选择对象;严格按规定的标准选择对象;对象一旦选定,必须克服困难,坚持随访到底。

(2)失访偏倚的防止:主要靠尽可能提高研究对象的依从性。

(五)队列研究的优点与局限性

1. 优点

(1)由于研究对象暴露资料的收集在结局发生之前,并且都是由研究者亲自观察得到的,所以资料可靠,一般不存在回忆偏倚。

(2)可以直接获得暴露组和对照组人群的发病或死亡率,可直接计算出 RR 和 AR 等反映疾病危险关联的指标,可以充分而直接地分析暴露的病因作用。

(3)由于病因发生在前,疾病发生在后,因果现象发生的时间顺序上合理,加之偏倚较少,又可直接计算各项测量疾病危险关联的指标,故其检验病因假说的能力较强,一般可证实病因联系。

(4)有助于了解人群疾病的自然史。有时还可能获得多种预期以外的疾病的结局资料,分析一因与多种疾病的关系。

2. 局限性

(1)不适于发病率很低的疾病的病因研究,因为在这种情况下需要的研究对象数量太大,一般难以达到。

(2)由于随访时间较长,对象不易保持依从性,容易产生各种各样的失访偏倚。

(3)研究耗费的人力、物力、财力和时间较多,其组织与后勤工作亦相当艰巨。

(4)在随访过程中,未知变量引入人群,或人群中已知变量的变化等,都可使结局受到影响,使分析复杂化。

三、习题

(一)名词解释

1. 队列
2. 相对危险度
3. 归因危险度百分比
4. 人群归因危险度百分比
5. 归因危险度
6. 暴露
7. SMR
8. 发病密度
9. 危险因素
10. 观察终点

(二)单项选择题

【A1 型题】

1. 在队列研究中,结局的确切概念是指
   A. 统计检验结果
   B. 暴露属性的分组结果
   C. 观察中出现了预期结果事件
   D. 观察期限的终止时间
   E. 研究队列中存在的混杂结果

2. 下列**不属于**前瞻性队列研究的特点的是
   A. 可直接计算发病率
   B. 多数情况下要计算发病密度
   C. 多用于稀有疾病
   D. 每次调查能同时研究几种疾病
   E. 因素可分为几个等级,以便计算剂量-反应关系

3. 对某病进行前瞻性研究时,最初选择的队列应由下列人员组成
   A. 患该病的人
   B. 未患该病的人
   C. 具有欲研究因素的人
   D. 具有该病家族史的人
   E. 不具有欲研究因素的人

4. 欲了解总人群发病率中归因于暴露部分的大小时,常用的指标是
   A. 相对危险度
   B. 归因危险度
   C. 归因危险度百分比
   D. 人群归因危险度
   E. 比值比

5. 下列**不属于**队列研究的特点的是

A. 属于观察法
B. 需要设立对照组
C. 能确证暴露与结局的因果联系
D. 由因及果的研究方法
E. 省时、省力、省钱

6. 下列**不属于**队列研究与实验性研究的相同点的是
A. 均需给予人为的干预措施
B. 均需设立对照组
C. 均是由因及果的研究方法
D. 均可能产生失访偏倚
E. 花费较大

7. 队列研究与病例对照研究比较,**错误**的说法是
A. 均是分析性研究方法
B. 均属于观察法
C. 均可以计算发病密度
D. 队列研究验证病因假设的能力较病例对照研究强
E. 队列研究适用于发病率较高的疾病病因的研究,而病例对照研究则可用于罕见病病因的研究

8. 有关队列研究暴露人群的选择,下列各项**错误**的是
A. 职业人群
B. 特殊暴露人群
C. 一般人群
D. 有组织的人群团体
E. 患有某欲研究疾病的人群

9. 反映某暴露因素与疾病关联强度的最好的指标是
A. 人群归因危险度
B. 全人群该病的发病率
C. 该因素的流行率
D. 相对危险度
E. 归因危险度

10. 以人年为单位计算的率为
A. 发病率
B. 发病密度
C. 病死率
D. 现患率
E. 死亡率

11. 队列研究中研究对象应选择
A. 在患某病者中选择有、无某暴露因素的两个组
B. 在患该病者中选择有某暴露因素的为一组,在无该病者中选择无该暴露因素的为另一组
C. 在无该病者中选择有某暴露因素的为一组,在有该病者中选择无该暴露因素的为另一组
D. 在无该病者中,选择有、无某暴露因素的两个组
E. 任选有无暴露的两个组

12. 说明暴露与结局关联强度的指标是

A. RR 和 AR　　B. RR 和 PAR　　C. RR 和 PAR%

D. PAR 和 PAR%　　E. AR 和 PAR

13. 下列有关队列研究的叙述中错误的是

A. 属于分析性研究

B. 暴露与疾病在时间上必须是前瞻性的

C. 一般需要计算人年

D. 随访期间还需要继续收集有关暴露的资料

E. 观察终点就是观察终止时间

【A2 型题】

14. 有研究者对吸烟与心血管疾病的关系做如下研究,吸烟者发生心血管疾病的发病率是300/10 万人年,不吸烟者的发病率是 100/10 万人年,总人群的心血管发病率是 150/10 万人年。吸烟与疾病的相对危险度是

A. 3　　B. 2　　C. 6

D. 0.33　　E. 0.67

15. 某单位从 1985 年起对职工心脏病的发病情况进行研究。在 1985 年每位职工填写了一份关于体育锻炼的调查表,然后对其随访直至 2000 年。研究者发现:对于调查表中填有每天有规律地锻炼 30 分钟的职工,在总共 4000 个观察人年中发生心脏病 50 例,而锻炼没有规律的职工,在总共 3000 个观察人年中发生心脏病 200 例。测量职工心脏病发病危险最合适的指标是

A. 累积发病率　　B. 发病密度　　C. 标准化发病率

D. 15 年发病危险　　E. 标化发病比

16. 针对 15 题题干,规律锻炼与心脏病之间的关联强度是

A. 3.2　　B. 0.4　　C. 0.19

D. 5.3　　E. 0.26

17. 一项膀胱癌与吸烟关系的前瞻性队列研究发现男性吸烟者膀胱癌发病率为 48.0/10 万,不吸烟者为 25.4/10 万,其归因危险度为

A. 1.89　　B. 22.6/10 万　　C. 48

D. 0.48%　　E. 73.4

18. 在吸烟与肺癌关系的队列研究中,吸烟组肺癌的发病率为 1.20‰,非吸烟组肺癌的发病率为 0.4‰,经比较差异有统计学意义,研究结果说明

A. 吸烟者发生肺癌的危险不一定比非吸烟组高

B. 吸烟者发生肺癌的危险是非吸烟组的 3 倍

C. 吸烟人群中因为吸烟导致肺癌的比例是 70%

D. 吸烟人群中因为吸烟导致肺癌的发生率为 0.40‰

E. 普通人群中因为吸烟导致肺癌的比例是 70%

19. 吸烟与肺癌的关系研究中,RR=2.1,95%的可信限为 1.6~2.8,该结果说明

A. 吸烟者患肺癌的危险至少为不吸烟者的 1.6 倍

B. 暴露组的发病率与非暴露组的发病率差异具有统计学意义

C. 样本得出的相对危险度不太可靠,95%可信限比较宽

D. 暴露与疾病的发生无关

E. 暴露与疾病关联不明确

20. 一项有关血脂是否引起冠心病的队列研究,在随访过程中,下述研究对象被认为到了观察的终点

A. 血脂升高的人
B. 猝死于脑卒中的人
C. 诊断为高血压的人
D. 诊断为冠心病的人
E. 因交通意外死亡的人

21. 运用队列研究研究吸烟和肺癌的关系,基线资料收集研究对象的年龄、性别和其他人口学资料的目的是

A. 根据年龄、性别制订不同随访方案

B. 根据年龄、性别进行分组

C. 排除具有可疑混杂因素的研究对象

D. 为调整可疑混杂因素的影响收集资料

E. 判断研究对象的依从程度

22. 研究吸烟和肺癌的关系,队列研究开始,基线资料收集时,判断研究对象是否患有肺癌的目的是

A. 发现队列人群中的新病例

B. 根据暴露状态进行分组

C. 排除具有可疑混杂因素的研究对象

D. 排除已经患有目标疾病的不合格对象

E. 判断研究对象的依从程度

【B 型题】

(23~25 题共用备选答案)

A. 暴露组与非暴露组的疾病发病率
B. 病例组人群的暴露率

C. 暴露组的疾病死亡率
D. 人群的平均暴露水平
E. 人群中暴露的比例

23. 除 RR 外,与 PAR%高低有关的因素是
24. 与队列研究样本量大小有关的是
25. 与相对危险度有关的是

(26~29 题共用备选答案)

A. 相对危险度
B. 归因危险度
C. 归因危险度百分比
D. 发病密度
E. 人群归因危险度百分比

26. 综合考虑相对危险度及人群暴露率两因素来探讨暴露因素对目标人群的影响,具有公共卫生学意义的指标为
27. 用来说明暴露组由于某种暴露所致发病占全部发病的百分比的指标为
28. 暴露组发病率与非暴露组发病率之差为
29. 用于描述暴露因素和疾病之间的病因学联系的强弱,最合适的指标是

(30~32 题共用备选答案)

A. 不适于发病率很低的疾病的病因研究
B. 不适于罕见暴露和疾病关系的病因研究
C. 不适于一果多因的研究
D. 目前确证暴露和疾病的因果关系最好的设计
E. 收集到的资料可能缺少需要的细目

30. 前瞻性队列研究
31. 历史性队列研究
32. 病例对照研究

(三)简答题

1. 请简述队列研究的随访时间和随访间隔的确定。
2. 请简述累积发病率和发病密度的异同。
3. 请简述观察终点与观察终止时间的区别。
4. 请简述相对危险度与人群归因危险度的流行病学意义。

四、参考答案

(一)名词解释

1. 队列:是指具有某种共同暴露或特征的一个特定的研究人群组。

2. 相对危险度:是指暴露组发病或死亡的危险是非暴露组的多少倍,即两组危险度之比。

3. 归因危险度百分比:又称为病因分值(EF),是指暴露人群中的发病或死亡归因于暴露的部分占暴露人群全部发病或死亡的百分比。

4. 人群归因危险度百分比:是指全人群某种疾病的发病率中,归因于某种暴露引起的发病占总人群全部发病的百分比。

5. 归因危险度:又叫特异危险度,是暴露组发病率与对照组发病率相差的绝对值。

6. 暴露:是指研究对象接触过某种待研究的物质、具备某种待研究的特征或行为。

7. SMR:是以全人口死亡率作为标准,算出该观察人群的理论死亡人数,即预期死亡人数,再求观察人群实际死亡人数与此预期死亡人数之比。

8. 发病密度:是指在队列研究中以观察人时为分母计算出的发病率。

9. 危险因素:是指能引起某种特定结局(如疾病)发生,或使其发生的概率增加的因子。

10. 观察终点:是指研究对象出现了预期的结果。

(二)单项选择题

【A1 型题】

1. C 2. C 3. B 4. D 5. E 6. A 7. C 8. E 9. D 10. B 11. D 12. A 13. E

【A2 型题】

14. A 15. B 16. C 17. B 18. B 19. B 20. D 21. D 22. D

【B 型题】

23. E 24. A 25. A 26. E 27. C 28. B 29. A 30. A 31. E 32. B

(三)简答题

1. 请简述队列研究的随访时间和随访间隔的确定。

随访时间的长短是以暴露因素作用于人体至产生疾病结局的时间,即潜隐期为依据的,另外还要考虑满足所需的观察人年数。在此基础上尽量缩短观察期。如果观察时间短(1 年以内),在观察终止时间一次收集资料即可,如果观察时间长,则应视疾病性质及人力物力条件等确定一定的随访间隔,慢性病一般可定为 1~2 年。

2. 请简述累积发病率和发病密度的异同。

相同点:描述的都是一定时间内某病新发病例的频率。

不同点:累积发病率的分母是观察开始时的总人口数,其量值变化范围是 0~1,其流行病学意义有赖于对累积时间长度的说明;发病密度的分母是人时,具有瞬时频率性质,其量值变化范围是 0~无穷大。

3. 请简述观察终点与观察终止时间的区别。

观察终点是指研究对象出现了预期的结果,不需要继续对其进行随访,对该对象的观察结束。而观察终止时间是指整个研究工作的截止时间,是研究设计确定的。

4. 请简述相对危险度与人群归因危险度的流行病学意义。

相对危险度是反映暴露与发病关联强度的指标,是因果关系判断的最重要标志,而人群归因危险度是反映暴露对总人群发病率的影响,主要反映暴露的公共卫生学意义。

(李杏莉　谭红专)

第五章

病例对照研究

一、学习目标

1. 掌握　病例对照研究的基本原理、特点和基本类型,病例与对照的选择,资料分析的基本步骤及关联强度指标 OR 的计算及意义,病例对照研究的优点和局限性。

2. 熟悉　病例对照研究的用途,影响样本量的因素,病例对照研究中常见的偏倚及其控制方法,分层分析方法。

3. 了解　病例对照研究的几种衍生类型,剂量反应关系分析,病例对照研究功效的估计。

二、重点和难点内容

(一)基本原理

病例对照研究(case-control study)是以当前确诊的患有某特定疾病的一组患者作为病例组,以不患有该病但具有可比性的一组个体作为对照组,搜集研究对象既往对各种可能的危险因素的暴露史,比较病例组与对照组各因素暴露比例的差异是否具有统计学意义,然后评估各种偏倚对研究结果的影响,并借助病因推断技术,判断某个或某些暴露因素是否为疾病的危险因素,从而达到探索和检验病因假说的目的。

(二)基本特点

属于观察性研究;研究对象按是否具有研究的结局(如发病)分成病例组与对照组;由"果"推"因"的研究方法;因果联系的论证强度相对较弱。

(三)研究类型

通常根据选择对照是否有某些限制可将病例对照研究分为非匹配病例对照研究和匹配病例对照研究两种基本类型。

1. 非匹配病例对照研究　对照的选择没有其他任何限制与规定,一般对照人数应等于或多于病例人数。

2. 匹配病例对照研究　要求选择的对照在某些因素或特征上与病例保持一致,从而排除这些因素对结果的干扰。这种方法可增加分析时的统计学检验能力，提高研究效率。

3. 衍生的几种主要研究类型

（1）巢式病例对照研究（nested case-control study）：是在队列研究基础上的病例对照研究，即在队列研究中，当所研究疾病的新发病例累积到一定数量时，将全部病例组成“病例组”，在每个病例发病当时，从同一队列的未发病者中，按一定匹配条件随机选择对照，组成“对照组”，然后按匹配病例对照研究的方法对病例和对照的基线资料进行统计分析。

（2）病例-队列研究（case-cohort study）：也是队列研究与病例对照研究结合的设计形式。基本设计方法是队列研究开始时，在队列中按一定比例随机抽样选出一个有代表性的样本作为对照组，观察结束时，将队列中出现的所研究疾病的全部病例作为病例组，与上述随机对照组进行比较。

（3）病例-病例研究（case-case study）：如果对一种疾病的两个亚型进行对比研究，可以不另外设对照组，而采取两个亚组的直接比较。这种设计适用于研究两组病因的差异部分，而其相同或近似的危险因素则将被掩盖或低估。

（4）病例交叉研究（case crossover study）：以每个发生某突发事件（如脑出血、心肌梗死等）病例发病之前的一个或多个时间段作为“对照”时间段，疾病发生时的暴露情况和同一个个体“对照”时间段的暴露情况（诱发因素）进行比较。适用于研究诱发因素的瞬时效应，即诱发因素对发生急性事件的影响。

（四）研究对象的选择

病例与对照的选择，尤其是对照的选择是病例对照研究成败的关键之一。

1. 病例的选择　病例应诊断明确，尽量使用金标准。理想的病例应能代表产生病例的源人群中的全体病例。若为了某个特殊的研究目的，可以对研究对象的某些特征作出规定或限制，如65岁以上老年病例、女性病例。通常有三类病例，即新发病例、现患病例和死亡病例，首选新发病例，因为其代表性好，且对暴露的回忆信息较为准确可靠。病例可以来自医院或社区人群，前者合作性好，信息易得且较完整，但代表性往往较差；后者代表性好，但调查工作比较困难，且耗费人力物力较多。

2. 对照的选择　对照的选择往往比病例的选择更复杂、更困难。对照应该能够代表产生病例的源人群（source population），即对照的暴露分布应该与病例源人群的暴露分布一致。对照可以是与病例同一个或多个医疗机构中诊断的其他疾病的患者（医院对照），社区人群或团体人群中非该病病例或健康人，病例的邻居或同一住宅区内的健康人或非该病病例，病例的配偶、同胞、亲戚、同学或同事等。医院来源对照的暴露分布常不同于病例的源人群，容易产生选择偏倚。主要采取匹配（matching）与非匹配两种方法选择对照。匹配的目的是提高研究效率和控制混杂因素的干扰。匹配变量必须是已知的混杂因素，或有充分的理由怀疑为混杂因素；疾病因果链上的中间变量不应匹配;只与可疑病因有关而与疾病无关的因素不应匹配。须慎重选择匹配变量,防止匹配过度(overmatching)。一定不能将研究者感兴趣的研究变量作为匹配因素。匹配分为频数匹配(frequency matching)与个体匹配(individual matching)。

(五)资料的分析

1. 描述性统计 描述研究对象的一般特征;均衡性检验。

2. 推断性分析 比较病例组与对照组暴露率的差异(通常采用 χ^2 检验),分析暴露与疾病有无关联及关联强度。

关联强度指标为比值比(odds ratio,OR),即病例组与对照组两组暴露比值之比。还可计算OR可信区间(confidence interval,CI)。非匹配设计和匹配设计计算OR的公式不同,后者主要涉及病例和对照暴露情况不一致的对子数。OR含义与RR相同,均指暴露者发病的危险是不暴露者的多少倍。当所研究疾病的发病率很低(小于5%)时,OR≈RR,故可用OR来代替RR估计归因危险度百分比(AR%);如果对照组的暴露率可以代表病例源人群的状况,则可用对照组的暴露率代表人群暴露率估计人群归因危险度百分比(PAR%)。

分层分析(stratification analysis)是根据潜在混杂因素的有无或程度将研究对象分为不同的层,然后在各层中比较病例组和对照组暴露因素的分布;如果各层资料是同质的,可计算总的OR,即对混杂因素校正(或调整)后的合并OR。分层分析可用于识别、估计和控制混杂因素的作用。

如果能够获得某些暴露因素不同暴露水平的资料(也称分级资料),可以分析不同暴露水平与疾病之间的剂量反应关系(dose-response relationship)。

(六)偏倚及其控制

1. 选择偏倚

(1)入院率偏倚(admission rate bias):也叫Berkson偏倚,在以医院为基础的病例对照研究中常发生这种偏倚。在多个不同级别、不同种类的医院选择一定期间内连续观察的某种疾病的全部病例或其随机样本,在与病例相同的多个医院的多个科室、多病种的患者中选择对照,可以减少此类偏倚。

(2)现患病例-新发病例偏倚(prevalence-incidence bias):又称奈曼偏倚(Neyman bias),如果研究对象选自病程较长的现患病例时容易产生此类偏倚。选择新发病例作为研究对象可避免或减少此类偏倚。

(3)检出症候偏倚(detection signal bias):也称暴露偏倚(unmasking bias)。在医院收集病例时,最好包括不同来源的早、中、晚期患者,以便减少这种偏倚。

2. 信息偏倚

(1)回忆偏倚(recall bias):回忆偏倚是病例对照研究中最常见的信息偏倚。充分利用客观记录资料，以及选择不易为人们所忘记的重要指标做调查，并重视问卷的提问方式和调查技巧，有助于减少回忆偏倚。选择新发病例作为调查对象也可减少回忆偏倚的发生。

（2）调查偏倚（investigation bias）：做好调查员的培训，统一对病例和对照的提问方式和调查技术，尽可能使用量化或等级化的客观指标，由同一调查员调查病例和对照，调查环境尽量一致，可减少调查偏倚。使用统一、精良的检查仪器，严格掌握试剂的要求等均可减少测量偏倚。

3. 混杂偏倚（confounding bias）：在设计时利用限制和配比的方法；资料分析阶段采用分层分析或多因素分析，可适当控制混杂偏倚。

（七）优点和局限性

相对于队列研究而言，病例对照研究的优势在于：特别适用于罕见病、潜伏期长的疾病的病因研究；所需样本小，研究时间短，节省人力、物力和财力；较易组织实施；可同时研究多个暴露与一种疾病的关系，特别适合于筛选病因；应用广泛。

病例对照研究的局限性：不适用于罕见暴露的研究；容易发生各种偏倚，尤其是回忆偏倚和选择偏倚；难以确定暴露与疾病的时间顺序，验证因果关系的力度不如队列研究；不能测定暴露组和非暴露组的发病率，不能直接分析 RR，只能用 OR 来估计 RR。

三、习题

（一）名词解释

1. 匹配
2. 匹配过度
3. 频数匹配
4. 个体匹配
5. 配对
6. 比值比
7. 分层分析
8. 回忆偏倚
9. 混杂偏倚

（二）填空题

1. 病例对照研究包括＿＿＿＿＿＿和＿＿＿＿＿＿两种基本类型。

2. 匹配病例对照研究中，匹配的目的是＿＿＿＿＿＿和＿＿＿＿＿＿。

3. 病例对照研究通常有三种类型的病例可供选择，包括＿＿＿＿＿＿、＿＿＿＿＿＿和＿＿＿＿＿＿。其中，首选的病例类型是＿＿＿＿＿＿。

4. 在病例对照研究中，病例可来自＿＿＿＿＿＿，也可来自＿＿＿＿＿＿。

5. 在病例对照研究中，对照的来源可为＿＿＿＿＿＿，也可以是来自＿＿＿＿＿＿；或者是来自＿＿＿＿＿＿。

6. 病例对照研究的样本量与下列四个条件有关：＿＿＿＿＿＿、＿＿＿＿＿＿、

__________和__________。

7. 分层分析的目的是__________、__________和__________混杂因素对结果的影响。

8. 病例对照研究中常见的选择偏倚包括：__________、__________和__________。

9. 病例对照研究中最常见的信息偏倚是__________。

10. 病例对照研究特别适用于__________和__________疾病的病因研究。

（三）单项选择题

【A1 型题】

1. 病例对照研究的研究对象分为

A. 试验组与非试验组　B. 病例组与对照组　C. 干预组与对照组

D. 暴露组与非暴露组　E. 研究组与非研究组

2. 匹配病例对照研究分为

A. 频数匹配和成组匹配　B. 频数匹配和个体匹配　C. 个体匹配和配对

D. 频数匹配和配对　E. 个体匹配和非匹配

3. 病例对照研究中，病例应首选

A. 现患病例　B. 新发病例　C. 死亡病例

D. 重病例　E. 轻病例

4. 病例对照研究资料分析中，均衡性检验的目的是

A. 分析暴露与疾病的统计学关联

B. 描述研究对象的一般特征

C. 考核病例组和对照组资料之间的可比性

D. 检验病例与对照组的样本量是否充足

E. 检验暴露与疾病的关联强度

5. 病例对照研究中反映暴露与疾病关联强度的指标是

A. 比值比　B. 卡方值　C. 人年发病率

D. 患病率　E. 相对危险度

6. 与队列研究相比，病例对照研究的优点是

A. 更容易避免系统误差

B. 更容易确定暴露与疾病的先后顺序

C. 更适用于罕见病的病因研究

D. 更容易验证病因假设

E. 可以直接计算发病率指标

7. 在病例对照研究中,匹配的主要目的是

A. 提高研究效率,控制混杂因素的作用

B. 保证病例组与对照组有相同的样本量

C. 保证病例组与对照组有一致的研究因素

D. 便于研究对象回忆暴露因素

E. 便于选择对照组

8. 病例和对照均来自于医院的病例对照研究,最易出现的偏倚是

A. 信息偏倚 B. 选择偏倚 C. 观察偏倚

D. 混杂偏倚 E. 诊断偏倚

9. 在病例对照研究中,最佳对照人群是

A. 医院内的其他疾病患者人群 B. 与病例来自同一源人群

C. 病例的亲属人群 D. 病例的邻居或同事人群

E. 某一社区人群

10. 病例对照研究中的匹配是指

A. 病例组的样本数等于对照组的样本数

B. 病例组和对照组的某些特征或变量一致

C. 病例组和对照组的研究因素一致

D. 病例组和对照组的所有特征或变量一致

E. 病例组和对照组的研究因素的数量完全一致

11. 影响病例对照研究样本量的主要因素**不包括**

A. 人群中暴露者的比例 B. 估计的暴露的相对危险度

C. 要求的显著性水平 D. 要求的把握度

E. 研究变量的性质

12. 病例对照研究中,比值比(OR)的含义是

A. 病例组的发病率与对照组的发病率之比

B. 病例组的发病率与对照组的发病率之差

C. 病例组的暴露比值与对照组的暴露比值之比

D. 对照组的暴露比值与病例组的暴露比值之比

E. 病例组的暴露比值与对照组的暴露比值之差

13. 分层分析可以控制

A. 选择偏倚 B. 信息偏倚 C. 混杂偏倚

D. Berkson 偏倚 E. 检出症候偏倚

14. 病例对照研究中**不会**出现的偏倚是

A. 选择偏倚　　B. 信息偏倚　　C. 回忆偏倚

D. 混杂偏倚　　E. 失访偏倚

15. 病例对照研究中用于匹配的因素,必须是

A. 未知的混杂因素　　B. 与研究的疾病无关的因素

C. 未知的暴露因素　　D. 可疑的暴露因素

E. 已知或可疑的混杂因素

16. 在病例对照研究的资料分析中,描述性分析**不包括**

A. 病例和对照的均衡性检验

B. 病例和对照某研究因素暴露率的比较

C. 病例和对照的年龄、性别构成比较

D. 病例和对照的例数描述

E. 病例和对照的可比性分析

17. 关于信息偏倚的控制方法,说法正确的是

A. 制定严格的研究对象入选条件

B. 在与病例相同的多个医院选择多病种对照

C. 采用盲法进行调查

D. 采用匹配方法选择研究对象

E. 资料分析阶段采用分层分析

18. 关于选择偏倚的描述,正确的是

A. 增大样本量可以减小选择偏倚

B. 选人群病例和人群对照更容易发生选择偏倚

C. 以医院为基础的病例对照研究不容易发生选择偏倚

D. 如果病例和对照均来自同一医院,可以避免选择偏倚

E. 病例对照研究比队列研究更容易发生选择偏倚

19. 关于病例对照研究中病例组的选择,说法正确的是

A. 病例组应从医院中选取

B. 病例组应是具有危险因素暴露史者

C. 病例组应是不患其他疾病的人

D. 病例组应是无危险因素暴露史者

E. 病例组的选择不能受暴露史的影响

20. 病例对照研究使用分级资料分析的目的是

A. 控制混杂因素　　B. 提高研究效率　　C. 检验交互作用
D. 检验剂量反应关系　　E. 缩小 OR 值的 95%CI

【A2 型题】

21. 20 年来在某医院住院的 1000 例肺癌患者中,吸烟者占 75%,不吸烟者仅为 25%,说明吸烟者易患肺癌

A. 正确,因为这是患者中的吸烟率
B. 正确,因为吸烟者中肺癌的发生率为不吸烟者的 3 倍
C. 错误,因为资料来自一家医院,代表性不够
D. 错误,因为无对照组的吸烟比例
E. 错误,因为没有计算 P 值

22. 假定夫妻不和睦的男外科大夫有较高的手术事故发生率,如用病例对照研究来检验此假设,合适的对照为

A. 未出事故的男外科大夫　　B. 不是外科大夫的男性
C. 夫妻和睦的男外科大夫　　D. 夫妻和睦的不是外科大夫的男性
E. 未出事故的外科大夫之妻

23. 研究脑梗死患者发生复发的相关因素,以发生脑梗死复发的患者作为病例组,适宜的对照应该是

A. 新发脑梗死患者
B. 病程与病例组相似,但未复发的脑梗死患者
C. 未发生过脑梗死的高血压患者
D. 患有心脑血管疾病以外的其他疾病的患者
E. 未发生过脑梗死的健康人

24. 假定酒后驾车的司机有较高的交通事故发生率,如果开展一项病例对照研究来检验此假设,合适的对照为

A. 没有酒后驾车的司机　　B. 酒后驾车的司机
C. 未出事故的司机　　D. 酒后驾车但未出事故的司机
E. 没有酒后驾车且未出事故的司机

25. 在一项饮酒和胃癌关系的病例对照研究中,如果对照组女性比例显著高于病例组,可能会产生的偏倚为

A. 失访偏倚　　B. 混杂偏倚　　C. 信息偏倚
D. 回忆偏倚　　E. 测量偏倚

26. 在一项吸烟与肺癌关系的病例对照研究中，如果对照组中选入过多的慢性支气管炎患者，则计算得到的

A. RR 值可能高于真实值　　B. RR 值可能低于真实值

C. OR 值可能高于真实值　　D. OR 值可能低于真实值

E. 对结果影响不大

27. 采用病例对照研究方法探索饮酒与男性早发性痴呆之间的关系，考虑吸烟是潜在的混杂因素，如果进行分层分析，则分层因素是

A. 饮酒　　B. 患病情况　　C. 吸烟

D. 性别　　E. 年龄

28. 在一项病例对照研究中，某研究因素与疾病之间关联的 OR 的 95%可信区间为 0.35~0.75，该因素可能为

A. 混杂因素　　B. 危险因素　　C. 保护因素

D. 无关因素　　E. 匹配因素

29. 一项研究得出某因素与疾病之间联系的 OR 为 1.1，其 95%可信区间为 0.7~1.5，说明

A. 总体 OR 值 95%的可能是错误的

B. 总体 OR 值在 0.7~1.5 的机会为 95%

C. 总体 OR 值说明该因素与疾病无关，而 95%区间说明有联系

D. 存在偏倚的可能性为 95%

E. 因素与疾病正负联系均存在

30. 一项雌激素与子宫内膜癌关系的配对病例对照研究，共包括 63 对研究对象，病例与对照均有雌激素暴露史者共 27 对，两者均无暴露史者 4 对，病例有暴露史而对照无暴露史者 29 对，其余为对照有暴露而病例无暴露者。则 OR 为

A. 10.67　　B. 9.67　　C. 4.47

D. 2.24　　E. 1.24

31. 一项关于 HBV 感染与原发性肝癌关系的成组病例对照研究中，109 例肝癌患者中有 98 例 HBV 阳性，109 例对照中有 49 例 HBV 阳性，则 OR 为

A. (49×11)/(98×60)　　B. (98×60)/(49×11)　　C. 49/11

D. 11/49　　E. 98/60

32. 美国 Framingham 心血管病队列研究中，男性队列中发现高胆固醇水平者患冠心病的 RR=2.4($P<0.05$)，而在病例对照研究中高胆固醇与冠心病之间的 OR=1.16($P>0.05$)。分析发现，差异的原因是冠心病患者诊断后改变了不良的生活习惯。引起两种研究方法结果差异的原因为

A. 检出偏倚　　B. 易感性偏倚　　C. 奈曼偏倚

D. 伯克森偏倚　　E. 排除偏倚

33. 某人研究新生儿缺氧缺血性脑病的病因，选择100例确诊的新生儿缺氧缺血性脑病病例和100例同期同医院出生的正常新生儿，对新生儿母亲孕期病史及分娩情况进行回顾性分析，分析与新生儿缺氧缺血性脑病相关的危险因素。这种研究方法是

A. 病例对照研究　　B. 前瞻性研究　　C. 临床随访研究

D. 实验研究　　E. 现况调查研究

34. 一项吸烟与肺癌关系的病例对照研究结果显示：$\chi^2=12.36$，$P<0.05$，OR＝3.3，正确的结论为

A. 病例组肺癌的患病率明显大于对照组

B. 病例组发生肺癌的可能性明显大于对照组

C. 对照组发生肺癌的可能性明显大于病例组

D. 对照组肺癌的吸烟率明显小于病例组

E. 不吸烟者发生肺癌的可能性明显小于吸烟者

35. 澳大利亚的一项有关口服避孕药与卵巢癌关系的病例对照研究结果如表5-1，该研究结果说明

表5-1　口服避孕药使用年限与卵巢癌的关系

口服避孕药使用年限(年)	病例组	对照组	OR(95%可信区间)
0	408	305	1.0
<5	213	230	0.7(0.5~0.9)
5-	110	143	0.6(0.4~0.8)
10-	66	167	0.3(0.2~0.4)

$\chi^2_{趋势}=60.145$，$P<0.001$

A. 口服避孕药会增加卵巢癌的发病危险，使用年限越长发病风险越高

B. 口服避孕药会降低卵巢癌的发病危险，使用年限越长发病风险越低

C. 口服避孕药会增加卵巢癌的发病危险，且存在剂量-反应关系

D. 口服避孕药会增加卵巢癌的发病危险，但不存在剂量-反应关系

E. 口服避孕药会降低卵巢癌的发病危险，但不存在剂量-反应关系

【B型题】

(36~38题共用备选答案)

A. 邻居对照　　B. 配偶对照　　C. 同胞对照

D. 人群对照　　　　　　　　E. 医院对照

36. 要排除某些生活方式和个人习惯因素对结果的影响，适宜的对照是

37. 要同时控制早期环境因素和遗传因素对结果的影响，适宜的对照是

38. 要控制社会经济地位对结果的影响，适宜的对照是

（39~40 题共用备选答案）

A. 罕见疾病的研究　　　　　　　　B. 罕见暴露的研究

C. 常见疾病的研究　　　　　　　　D. 因果关联的确证性研究

E. 病因的广泛探索

39. 采用病例对照研究方法对在某食堂就餐者中发生细菌性痢疾暴发的危险因素进行调查分析，其最大优越性在于该研究方法适用于

40. 采用病例对照研究方法进行母亲吸烟与出生缺陷关系的调查，其最大优越性在于该研究方法适用于

（四）简答题

1. 病例对照研究的基本原理是什么？

2. 简述病例对照研究的主要特点。

3. 简述病例对照研究的用途。

4. 病例对照研究中匹配的目的是什么？

5. 病例对照研究中常见的偏倚有哪些？如何控制？

6. 简述病例对照研究的优点和局限性。

7. 一个病例对照研究的目的在于探讨饮用咖啡是否引起膀胱癌。

（1）对照应就下述哪些变量与病例进行配比：年龄、性别、饮用咖啡浓度、咖啡加糖、吸烟，请说出你的理由。

（2）如果进行调查，要询问近期咖啡饮用情况吗？

（3）如果应用医院病例作对照，应当避免选择具有何种特殊疾病的患者？

8. 计划进行一项病例对照研究以调查饮酒与心肌梗死的关系。病例选自某医院的心脏科。对照的选择有两个方案：一是由事故所致外伤患者组成，他们均为该医院急症患者；二是由医院管辖区人群的一个代表性样本组成。请问：

（1）哪个对照组将产生较大的 OR？

（2）对这类调查，选择对照组应当注意什么？

（3）该研究应该如何选择合适的对照？

9. 为研究吸烟和户外工作（日晒）对唇癌发生的影响，对 50~69 岁唇癌患者和作为对照的皮肤癌患者进行了比较，结果如表 5-2。

表 5-2　50~69 岁唇癌患者和皮肤癌患者的比较结果

暴露情况	唇癌	皮肤癌
吸烟,户外工作	77	27
吸烟,户内工作	36	45
不吸烟,户外工作	23	36
不吸烟,户内工作	5	24

(1)该研究设计属于什么类型的研究?

(2)以皮肤癌患者作为对照对结果有何影响?

(3)请计算户外工作与户内工作相比较唇癌的 OR。

(4)计算吸烟与不吸烟相比较唇癌的 OR。

(5)计算户外工作吸烟者与户内工作不吸烟者相比的 OR。

(6)请对上述结果做出解释。

四、参考答案

(一)名词解释

1. 匹配:是要求对照在某些特征或因素上与病例保持一致,目的是对两组进行比较时排除匹配因素的干扰。

2. 匹配过度:把不起混杂作用的因素作为匹配变量进行匹配,试图使对照组与病例组在多方面都一致,结果导致所研究的因素也趋于一致,结果反而降低了研究效率,这种情况称为匹配过度。

3. 频数匹配:对照组具有某种或某些因素或特征者所占的比例与病例组一致或相近。

4. 个体匹配:是以对照与病例个体为单位进行匹配。

5. 配对:1 个病例匹配 1 个对照的设计叫做配对。

6. 比值比:为病例组与对照组两组暴露比值之比,表示暴露者疾病的危险性是不暴露者的多少倍。

7. 分层分析:是根据潜在混杂因素的有无或程度将研究对象分为不同的层,然后在各层中比较病例组和对照组暴露因素的分布。

8. 回忆偏倚:是由于研究对象对暴露史或既往史回忆的准确性和完整性存在系统误差而引起的偏倚。

9. 混杂偏倚:由于某个既与疾病有关系,又与所研究的暴露因素有联系的外来因素的影响,掩盖或夸大了所研究的暴露因素与疾病的联系,造成的偏倚叫混杂偏倚。

（二）填空题

1. 非匹配病例对照研究　匹配病例对照研究

2. 提高研究效率　控制混杂因素的干扰

3. 新发病例　现患病例　死亡病例　新发病例

4. 社区人群　医院

5. 社区人群中的非患者　医院中的其他疾病患者　患者的邻居、亲属、同事等

6. 研究因素在对照组或人群中的暴露率　研究因素与疾病关联强度的估计值 OR　第Ⅰ类错误概率（α）　希望达到的统计学检验假设的效能或称把握度（$1-\beta$）

7. 识别　估计　控制

8. 入院率偏倚/伯克森偏倚　现患-新发病例偏倚/奈曼偏倚　检出症候偏倚/暴露偏倚

9. 回忆偏倚

10. 罕见病　潜伏期长

（三）单项选择题

【A1 型题】

1. B　2. B　3. B　4. C　5. A　6. C　7. A　8. B　9. B　10. B　11. E　12. C　13. C　14. E　15. E　16. B　17. C　18. E　19. E　20. D

【A2 型题】

21. D　22. A　23. B　24. C　25. B　26. D　27. C　28. C　29. B　30. B　31. B　32. C　33. A　34. E　35. B

【B 型题】

36. B　37. C　38. A　39. E　40. A

（四）简答题

1. 病例对照研究的基本原理是什么？

病例对照研究的基本原理是以当前已经确诊的患有某特定疾病的一组患者作为病例组，以不患有该病但具有可比性的一组个体作为对照组，通过询问、实验室检查或复查病史，搜集研究对象既往对各种可能的危险因素的暴露史，测量并采用统计学检验，比较病例组与对照组各因素暴露比例的差异是否具有统计学意义，如果病例组的暴露比例高于对照组，说明该暴露可能会增加疾病发生的危险，反之，病例组的暴露比例低于对照组，则该暴露可能会降低疾病发生的危险。然后评估各种偏倚对研究结果的影响，并借助病因推断技术，判断某个或某些暴露因素是否为疾病的危险因素，从而达到探索和检验病因假说的目的。

2. 简述病例对照研究的主要特点。

（1）观察性研究：研究对象的暴露情况是自然存在而非人为控制的。

(2)研究对象按是否具有研究的结局(如发病)分成病例组与对照组。

(3)由“果”推“因”:在结局(疾病或事件)发生之后追溯可能原因。

(4)因果联系的论证强度相对较弱:不能观察到由因到果的发展过程,故因果联系的论证强度不及队列研究。

3. 简述病例对照研究的用途。

(1)用于疾病病因或危险因素研究。

(2)用于健康相关事件影响因素的研究。

(3)用于疾病预后因素的研究。

(4)用于临床疗效影响因素的研究。

4. 病例对照研究中匹配的目的是什么?

匹配的目的主要是提高研究效率,其次是控制混杂因素的干扰。

5. 病例对照研究中常见的偏倚有哪些?如何控制?

(1)选择偏倚

入院率偏倚:在多个不同级别、不同种类的医院选择一定期间内连续观察的某种疾病的全部病例或其随机样本,在与病例相同的多个医院的多个科室、多病种的患者中选择对照,可以减少此类偏倚。

现患病例-新发病例偏倚:选择新发病例可减少此类偏倚。

检出症候偏倚:在医院收集病例时,最好包括不同来源的早、中、晚期患者,以减少此类偏倚。

(2)信息偏倚

回忆偏倚:选择新发病例作为调查对象、充分利用客观记录资料,选择不易为人们所忘记的重要指标做调查,重视提问方式和技巧,有助于减少回忆偏倚。

调查偏倚:做好调查员培训,统一对病例和对照的提问方式,采用客观指标,由同一调查员调查病例和对照,调查环境尽量一致,可减少调查偏倚。使用统一、精良的检查仪器,严格掌握试剂的要求等均可减少测量偏倚。

(3)混杂偏倚(confounding bias):在设计时利用限制和配比的方法;资料分析阶段采用分层分析或多因素分析,可适当控制混杂偏倚。

6. 简述病例对照研究的优点和局限性。

相对于队列研究而言,病例对照研究的优势在于:特别适用于罕见病、潜伏期长的疾病的病因研究;所需样本小,研究时间短,节省人力、物力和财力;较易组织实施;可同时研究多个暴露与一种疾病的关系,特别适合于筛选病因;应用广泛。

病例对照研究的局限性:不适用于罕见暴露的研究;容易发生各种偏倚,尤其是回忆偏倚和选择偏倚;难以确定暴露与疾病的时间顺序,验证因果关系的力度不如队列研究;不能测定暴露组和非暴露组的发病率,不能直接分析 RR,只能用 OR 来估计 RR。

7. 一个病例对照研究的目的在于探讨饮用咖啡是否引起膀胱癌。

(1)对照应就下述哪些变量与病例进行配比:年龄、性别、饮用咖啡浓度、咖啡加糖、吸烟,请说出你的理由。

应当予以配比的变量是年龄和性别,因为这些变量既与膀胱癌危险有关,又与饮用咖啡有关。另一个可以配比的变量是吸烟,由于饮用咖啡和吸烟经常同时存在,而后者在膀胱癌中可能发挥作用。就咖啡浓度和加糖或糖精进行配比是不适宜的,会导致两组在咖啡饮用方面过于相近,即造成匹配过度。但是收集这些变量的信息仍然是必要的,有助于更详细地了解咖啡暴露水平,因此在询问咖啡饮用情况时应把它们包括在内。

(2)如果进行调查,要询问近期咖啡饮用情况吗?

癌症通常要在暴露于致癌因子若干年之后才出现,所以只有若干年前的咖啡饮用才可能与膀胱癌的发生相关,应询问受试对象整个一生或发病前 10~20 年间的咖啡饮用情况。另外,鉴于病例组已经患病,所以他们近期咖啡饮用可能因该病而有所减少,因此近期咖啡饮用情况对因果关联的探索价值不大。

(3)如果应用医院病例作对照,应当避免选择具有何种特殊疾病的患者?

对照组所患的疾病不应与咖啡饮用有关,例如不应包括消化性溃疡患者,因为他们经常被劝告不要饮用咖啡,如果包括这类患者,会使对照组咖啡饮用情况人为地降低。

8. 计划进行一项病例对照研究以调查饮酒与心肌梗死的关系。病例选自某医院的心脏科。对照的选择有两个方案:一是由事故所致外伤患者组成,他们均为该医院急症患者;二是由医院管辖区人群的一个代表性样本组成。请问:

(1)哪个对照组将产生较大的 OR?

由医院管辖区人群的一个代表性样本组成的对照组将产生较大的 OR。

(2)对这类调查,选择对照组应当注意什么?

所选择的对照组应反映产生病例的源人群中暴露的情况。

(3)该研究应该如何选择合适的对照?

选择与病例在相同医院就诊的与饮酒无关的其他疾病患者作为对照比较适宜。

9. 为研究吸烟和户外工作(日晒)对唇癌发生的影响,对 50~69 岁唇癌患者和作为对照的皮肤癌患者进行了比较,结果如表 5-2。

(1)该研究设计属于什么类型的研究?

这是病例对照研究。

(2)以皮肤癌患者作为对照对结果有何影响?

选择皮肤癌患者为对照组不合适,因为在户外工作比户内工作人员中皮肤癌更为常见,因此，以皮肤癌患者作为对照会高估对照组中户外工作暴露的比例，因而低估户外工作与唇癌的联系强度。

（3）请计算户外工作与户内工作相比较唇癌的 OR。

工作情况与唇癌的关系

工作情况	病例（唇癌）	对照（皮肤癌）
户外工作	77+23=100	27+36=63
户内工作	36+5=41	45+24=69

户外工作与户内工作相比较唇癌的 OR（95%CI）= 2.67（1.62~4.40）

（4）计算吸烟与不吸烟相比较唇癌的 OR。

吸烟情况与唇癌的关系

吸烟状况	病例（唇癌）	对照（皮肤癌）
吸烟	77+36=113	27+45=72
不吸烟	23+5=28	36+24=60

吸烟与不吸烟相比较唇癌的 OR（95%CI）= 3.36（1.97~5.76）

（5）计算户外工作吸烟者与户内工作不吸烟者相比的 OR。

户外工作吸烟者与唇癌的关系

暴露情况	病例（唇癌）	对照（皮肤癌）
户外工作吸烟者	77	27
户内工作不吸烟者	5	24

户外工作吸烟者与户内工作不吸烟者相比的 OR（95%CI）= 13.69（4.75~39.45）

（6）请对上述结果做出解释。

户外工作和吸烟均可增加唇癌的危险。吸烟与户外工作两者同时存在时发生唇癌的风险更高。

（朱 红 齐秀英）

第六章

实验流行病学

一、学习目标

1. 掌握　实验流行病学的定义及基本原理;实验流行病学的基本特征;实验流行病学的主要类型;设计和实施过程及效果的评价指标。

2. 熟悉　实验流行病学研究资料的整理与分析;临床随机对照试验、现场试验和社区试验设计的特点。

3. 了解　实验流行病学的发展史;实验流行病学中应注意的问题;实验流行病学样本含量的确定;实验流行病学的优缺点。

二、重点和难点内容

(一) 概述

1. 定义　实验流行病学是指研究者根据研究目的,按照预先确定的研究方案将研究对象随机分配到实验组和对照组,人为地施加或减少某种处理因素,然后追踪观察处理因素的作用结果,比较和分析两组人群的结局,从而判断处理因素的效果。

2. 基本特征

(1)它是前瞻性研究,即必须直接跟踪研究对象,这些对象虽然不一定从同一天开始,但必须从一个确定的起点开始跟踪。

(2)必须施加一种或多种干预处理,作为处理因素可以是预防某种疾病的疫苗、治疗某病的药物或者干预的方法措施等。

(3)研究对象是来自同一总体的符合纳入排除标准并签署知情同意的人群,通过随机分配形成实验组和对照组,从而保证实验开始时,两组在有关各方面相当近似或可比,这样实验结果的组间差别才能归之于干预处理的效应。

3. 主要类型

(1)临床试验:临床试验是随机对照试验或随机临床试验(RCT)的简称,强调以患者个体为单位进行试验分组或施加干预措施，患者可以是住院和未住院的患者。通常用来对某种药物或治疗方法的效果进行检验和评价。

(2)现场试验：也叫人群预防试验，是以尚未患病的人作为研究对象。与临床试验一样，现场试验中接受处理或某种预防措施的基本单位是个人，而不是亚人群。

(3)社区试验：也叫社区干预项目，是以人群作为整体进行试验观察，常用于对某种预防措施或方法进行考核或评价。整体可以是一个社区，或某一人群的各个亚人群。

(二)研究设计与实施

1. 明确研究问题　根据PICO的框架进行构建。

2. 确定试验现场　根据不同实验目的选择具备一定条件的试验现场。

3. 选择研究对象　根据研究目的不同，应制订出严格的入选和排除标准。

4. 估计样本含量　影响样本量大小的主要因素有：①实验组和对照组结局事件指标的数值差异大小，差异越小，样本量越大；②显著性水平；③把握度；④单侧检验或双侧检验，单侧检验比双侧检验所需样本量小；⑤研究对象分组数量，分组数量越多，样本量越大。

5. 随机化分组与分组隐匿

(1)随机化分组的方法：简单随机分组；区组随机分组；分层随机分组；整群随机分组。

(2)分组隐匿：为了防止征募患者的研究者和患者在分组前知道随机分组的方案，一种防止随机分组方案提前解密的方法叫随机分组治疗方案的隐匿，或简称分组隐匿，采用分组隐匿的随机分组叫隐匿随机分组。

6. 设立对照　干预实验的效应受几个方面因素的影响，因此设立对照：①不能预知的结局；②向均数回归；③霍桑效应；④安慰剂效应；⑤潜在的未知因素的影响。

7. 盲法的应用　为避免偏倚可采用盲法，根据盲法程度可分为单盲法、双盲法和三盲法。未用盲法的试验，称为开放性试验。

8. 确定结局变量及其测量方法　研究设计时就要明确主要结局和次要结局。

9. 确定试验观察期限　一般而言，传染病观察期较短，慢性病观察期较长。

10. 收集资料　通常采用专门设计的病例报告表收集研究对象的基线、随访和结局资料。

(三)资料整理和分析

1. 资料的整理

(1)排除是指在随机分组前研究对象因各种原因没有被纳入。

(2)退出指研究对象在随机分配后从实验组或对照组退出。退出的原因可能有以下几种：①不合格的研究对象；②不依从的研究对象；③失访。

2. 资料的分析

(1)意向治疗分析(ITT)，也叫实用试验或者项目效应分析，是指所有患者被随机分入RCT

中的任意一组，不管他们是否完成试验，或者是否真正接受了该组治疗，都保留在原组进行分析。ITT 的目的在于避免选择偏倚，并使各治疗组之间保持可比性。

（2）统计分析数据集基于 ITT 分析和依从者分析原则，统计分析数据可以形成如下数据集：①FAS 集；②PPS 集；③SAS 集。

3. 评价指标

（1）评价治疗措施效果的主要指标：①有效率；②治愈率；③N 年生存率。

（2）评价预防措施效果的主要指标：①保护率；②效果指数。

（3）需治疗人数（NNT）

（4）NNT 与其他指标的比较

（四）实验流行病学研究的优缺点和应注意的问题

1. 主要优点　①研究者根据试验目的，预先制定试验设计，能够对选择的研究对象、干预因素和结果的分析判断进行标准化。②按照随机化的方法，将研究对象分为实验组和对照组，做到了各组具有相似的基本特征，提高了可比性，减少了混杂偏倚。③试验为前瞻性研究，在整个试验过程中，通过随访将每个研究对象的反应和结局自始至终观察到底，实验组和对照组同步进行比较，最终能作出肯定性的结论。

2. 存在缺点　①整个试验设计和实施条件要求高、控制严、难度较大，在实际工作中有时难以做到。②受干预措施适用范围的约束，所选择的研究对象代表性不够，以致会不同程度地影响试验结果推论到总体。③研究人群数量较大，试验计划实施要求严格，随访时间长，因此依从性不易做得很好，影响试验效果的评价。

3. 应注意的问题

（1）类实验：一个完全的实验流行病学研究必须具备随机、对照、干预、前瞻四个基本特征，如果一项实验研究缺少其中一个或几个特征，这种实验就叫类实验，或自然实验。根据类实验是否设立对照组可分为两类：①不设平行对照组；②虽然设立了平行对照组，但研究对象的分组不是随机的。

（2）伦理道德问题：以人作为研究对象，必须遵守伦理道德，要知情同意。

（3）预试验：其目的是检验试验设计的科学性和可行性。

（4）研究注册问题。

（5）结果报告的完整透明问题。

三、习题

（一）名词解释

1. 实验流行病学　　　　2. 临床试验

3. 现场试验
4. 社区试验
5. 分组隐匿
6. 霍桑效应
7. 安慰剂
8. 双盲
9. 类实验
10. 意向治疗分析

（二）填空题

1. 在实验研究中，____________是一项极为重要的原则，即将研究对象随机分配到实验组和对照组，使每个研究对象都有____________机会被分配到各组去，以平衡实验组和对照组各种已知和未知的混杂因素，从而提高两组的____________，避免造成偏倚。

2. 在实验流行病学研究中，常用的随机化分组的方法有____________、____________、____________、____________。

3. 实验流行病学研究中，研究对象退出实验组或对照组的原因可能是____________、____________和____________。

4. 实验流行病学研究可分为三类，即____________、____________、____________。

（三）单项选择题

【A1 型题】

1. 流行病学中，观察性研究与实验性研究的根本区别在于

A. 是否设立对照　B. 是否人为施加干预措施　C. 是否随访观察
D. 是否采用盲法　E. 是否存在医学伦理问题

2. 以下哪种流行病学研究会应用到随机分组

A. 现场试验　B. 队列研究　C. 抽样调查
D. 个案报告　E. 病例对照研究

3. 为了预防地方性甲状腺肿，让整个研究地区的人群食用加碘食盐，这种方法属于

A. 随机对照试验　B. 现场试验　C. 社区实验
D. 病例报告　E. 类试验

4. 在实验过程中将研究对象随机分为 A 和 B 两组。第一阶段，A 组人群给予干预措施，B 组人群为对照组，经过一段时间的干预后，两组对换，B 组接受干预措施，而 A 组成为对照。这属于

A. 标准对照　B. 空白对照　C. 交叉对照
D. 自身对照　E. 历史对照

5. 评价某预防规划实施效果，在一个足够长的观察期内，将预防规划实施前后该地区人群的疾病和健康状况进行了对比，这属于

A. 标准对照　B. 空白对照　C. 安慰剂对照
D. 自身对照　E. 历史对照

6. 实验流行病学研究中将研究对象随机分配到实验组和对照组的目的是

A. 提高实验的敏感性 B. 增加研究对象的依从性

C. 使实验组和对照组都受益 D. 使研究对象更具有代表性

E. 提高两组的可比性

7. 临床试验的研究对象是

A. 患者个体 B. 患者群体 C. 未患病的个体

D. 未患病的人群 E. 抗体阴性的人群

8. 实验流行病学的特征不涉及的是

A. 前瞻性 B. 随机化 C. 对照

D. 匹配 E. 干预

9. 现场试验的特点描述不正确的是

A. 研究对象通常为非患者 B. 研究地点为社区、学校、工厂等现场

C. 多为治疗性试验 D. 需以个体为单位随机分配措施

E. 尽可能应用盲法

10. 实验流行病学研究设计中关于研究对象的选择，不正确的是

A. 应制订出严格的入选和排除标准

B. 尽可能选择症状和体征不明显的患者做研究对象

C. 研究对象应该能从中受益

D. 新药临床试验时，尽量不选择孕妇作为研究对象

E. 选择依从性好的研究对象

11. 实验流行病学研究中，影响样本量大小的因素描述正确的是

A. 实验组和对照组的差异越大，需要的样本量越大

B. 单侧检验比双侧检验所需样本量小

C. 如果肯定实验组的效果好于对照组，应该选择双侧检验

D. 研究对象分组数量越多，所需要的样本量越少

E. 所研究疾病的治愈率越低，所需要的样本量越少

12. 实验流行病的随访观察内容不包括的选项是

A. 干预措施的执行状况 B. 研究对象的人口学资料

C. 有关的影响因素(预后影响因素) D. 次要结局

E. 主要结局

13. 有关开放性试验，描述不正确的选项是

A. 多适用于有主观观察指标的临床试验

B. 易于设计和实施

C. 研究的实施者知道分组的情况

D. 对研究对象可以及时作出处理

E. 容易产生偏倚

【A2 型题】

14. 某医科大学附属医院进行一项新药物治疗高血压的临床试验，分析时最好选用的指标是

A. 有效率、不良反应发生率　　B. 相对危险度、特异危险度

C. 发病率、死亡率　　D. 保护率、效果指数

E. 抗体阳性率、发病率

15. 冬季将至，北方地区开展一年一度的流感疫苗的接种工作，随访期间 90%的接种者未患流感，以下说法正确的是

A. 该疫苗有效，因为 90%的接种者未患病

B. 尚不能下结论，因为无统计学检验结果

C. 该疫苗无效，因为部分接种者发生了流感

D. 不能下结论，因为只是北方地区的数据

E. 不能下结论，因为未设对照组

16. 为考核新研制的甲肝疫苗的预防免疫效果，在某村 7 岁易感儿童进行甲肝疫苗免疫接种。经 3 年随访观察，接种甲肝疫苗的 500 人中，出现 1 例甲肝病例。在未接种的 500 人中，有 10 人发生甲肝，则下列说法正确的是

A. 该疫苗的保护率是 10

B. 该疫苗的效果指数为 9

C. 该研究的主要结局是甲肝的发生率

D. 无法计算该疫苗的效果指数，但可以计算保护率

E. 无法计算该疫苗的保护率，但可以计算效果指数

【B 型题】

（17~19 题共用备选答案）

A. 非盲试验　　B. 双盲　　C. 三盲

D. 单盲　　E. 开放性试验

17. 研究对象不知道自己在实验组还是对照组的是

18. 研究对象和研究实施人员都不了解试验分组情况，而是由研究设计者来安排和控制全

部试验的是

19. 研究实施者和研究对象不了解分组情况，负责资料收集和分析的人员也不了解分组情况的是

（四）简答题

1. 实验流行病学研究的基本特征是什么？
2. 简述实验流行病学的优缺点。
3. 为什么要在实验流行病学研究中设立对照？
4. 临床试验中，盲法至少要分为四个层次，各是什么？

四、参考答案

（一）名词解释

1. 实验流行病学：实验流行病学是指研究者根据研究目的，按照预先确定的研究方案将研究对象随机分配到实验组和对照组，人为地施加或减少某种处理因素，然后追踪观察处理因素的作用结果，比较和分析两组人群的结局，从而判断处理因素的效果。

2. 临床试验：临床试验是随机对照试验或随机临床试验（RCT）的简称，强调以患者个体为单位进行试验分组和施加干预措施，患者可以是住院和未住院的患者。通常用来对某种药物或治疗方法的效果进行检验和评价。

3. 现场试验：也叫人群预防试验，是以尚未患病的人作为研究对象。与临床试验一样，现场试验中接受处理或某种预防措施的基本单位是个人，而不是亚人群。

4. 社区试验：也叫社区干预项目，是以人群作为整体进行试验观察，常用于对某种预防措施或方法进行考核或评价。整体可以是一个社区，或某一人群的各个亚人群。

5. 分组隐匿：为了防止征募患者的研究者和患者在分组前知道随机分组的方案，一种防止随机分组方案提前解密的方法叫随机分组治疗方案的隐匿，或简称分组隐匿，采用分组隐匿的随机分组叫隐匿随机分组。

6. 霍桑效应：在实验研究（干预研究）中，被研究者由于知道自己成为了特殊被关注的对象后，所出现的改变自己行为或状态的一种倾向，与他们接受的干预措施的特异性作用无关，是患者渴望取悦于他们的医师，使医师感到其医疗活动是成功的。

7. 安慰剂：是一种无论在外观、颜色、味觉、嗅觉上均与积极治疗的药品无从辨别的物品，但没有特定已知的治疗成分。常用的安慰剂有甜药片或注射生理盐水等。

8. 双盲：指研究对象和研究实施人员都不了解试验分组情况，而是由研究设计者来安排和控制全部试验。

9. 类实验：一个完全的实验流行病学研究必须具备随机、对照、干预、前瞻四个基本特征，如

果一项实验研究缺少其中一个或几个特征，这种实验就叫类实验，或自然实验。

10. 意向治疗分析：(ITT)也叫实用试验或者项目效应分析，是指所有患者被随机分入 RCT 中的任意一组，不管他们是否完成试验，或者是否真正接受了该组治疗，都保留在原组进行结果分析。

（二）填空题

1. 随机化　同等的　可比性

2. 简单随机分组　区组随机分组　分层随机分组　整群随机分组

3. 不合格　不依从　失访

4. 临床试验　现场试验　社区试验

（三）单项选择题

【A1 型题】

1. B　2. A　3. C　4. C　5. D　6. E　7. B　8. D　9. C　10. B　11. B　12. B　13. A

【A2 型题】

14. A　15. E　16. C

【B 型题】

17. D　18. B　19. C

（四）简答题

1. 实验流行病学研究的基本特征是什么？

(1) 它是前瞻性研究，即必须直接跟踪研究对象，这些对象虽然不一定从同一天开始，但必须从一个确定的起点开始跟踪。

(2) 必须施加一种或多种干预处理，作为处理因素可以是预防某种疾病的疫苗、治疗某病的药物或者干预的方法措施等。

(3) 研究对象是来自同一总体的，符合纳入排除标准并签署知情同意的人群，通过随机分配形成实验组和对照组，从而保证实验开始时，两组在有关各方面相当近似或可比，这样实验结果的组间差别才能归之于干预处理的效应。

2. 简述实验流行病学的优缺点。

(1) 主要优点：①研究者根据试验目的，预先制定试验设计，能够对选择的研究对象、干预因素和结果的分析判断进行标准化。②按照随机化的方法，将研究对象分为实验组和对照组，做到了各组具有相似的基本特征，提高了可比性，减少了混杂偏倚。③试验为前瞻性研究，在整个试验过程中，通过随访将每个研究对象的反应和结局自始至终观察到底，实验组和对照组同步进行比较，最终能作出肯定性的结论。

(2) 存在缺点：①整个试验设计和实施条件要求高、控制严、难度较大，在实际工作中有时难以做到。②受干预措施适用范围的约束，所选择的研究对象代表性不够，以致会不同程度地影响试验结果推论到总体。③研究人群数量较大，试验计划实施要求严格，随访时间长，因此依从性不易做得很好，影响试验效应的评价。

3. 为什么要在实验流行病学研究中设立对照？

合理的对照能将干预措施的真实效应客观地、充分地暴露或识别出来，使研究者有可能作出正确的评价。通常干预实验的效应受以下几个方面因素的影响：

(1)不能预知的结局：个体生物学差异的客观存在，往往导致同一种疾病在不同个体中表现出来的疾病特征不一致；不同病型或病情的患者，对治疗的反应可能也不同。对于一些疾病自然史不清楚的疾病，其"疗效"也许是疾病发展的自然结果，不设立可比的对照组，则很难与治疗措施的真实疗效区分开来。

(2)向均数回归：这是临床上经常见到的一种现象，即一些极端的临床症状或体征，即使不治疗，有向均数回归的现象。

(3)霍桑效应：在实验研究(干预研究)中，被研究者由于知道自己成为了特殊被关注的对象后，所出现的改变自己行为或状态的一种倾向，与他们接受的干预措施的特异性作用无关，是患者渴望取悦于他们的医师，使医师感到其医疗活动是成功的。

(4)安慰剂效应：某些疾病患者由于依赖医药而表现的一种正向心理效应。因此，当以主观症状的改善情况作为疗效评价指标时，其"效应"中可能包括有安慰剂效应在内。

(5)潜在的未知因素的影响。

4. 临床试验中，盲法至少要分为四个层次，各是什么？

(1)负责分配患者到治疗组的人不知道患者接受什么治疗，才不会依照自己的意愿而是按顺序将患者选入试验。

(2)患者本身不知道自己接受什么治疗，才不会改变自己的依从性或对症状的报告。

(3)在研究中照顾患者的医师不知道每个患者接受什么治疗，才不会对他们(可能是潜意识地)作不同的处理。

(4)研究实施者在评价结果时无法区别谁是治疗组，这样才不会影响测量。

(朱 琳 詹思延)

第七章

筛　检

一、学习目标

1. 掌握　筛检的概念、目的和实施原则;筛检试验评价的常用指标,预测值与真实性指标、现患率的关系。

2. 熟悉　确定连续性测量指标的阳性截断值策略;熟悉筛检项目评价的内容框架(四大方面),收益及生物学效果评价指标;筛检效果评价中应注意的偏倚。

3. 了解　筛查项目效果评价的阶段及研究方法;卫生经济学评价内容;筛查的安全性、伦理问题及可持续性评价。

二、重点和难点内容

(一)筛检的概念、目的和实施原则

1. 概念　筛检或筛查是针对临床前期或疾病早期,运用快速、简便的试验、检查或其他方法,将未察觉或未诊断疾病的人群中那些可能有病或缺陷,但表面健康的个体,同那些可能无病者鉴别开来的一系列医疗卫生服务措施。

2. 目的

(1)在表面健康的人群中筛检出可能患有某病的个体,发现隐匿病例。

(2)通过筛查发现人群中某些疾病的高危人群。

(3)了解疾病的自然史,揭示疾病的“冰山现象”。

(4)指导合理分配有限的卫生资源。

3. 实施原则　一项筛检计划应包括:选择筛查疾病的依据;明确的目标人群;合理的筛查程序;干预和随访方案。

(1)筛检的疾病:①应是该地区现阶段的重大公共卫生问题,现患率或死亡率较高;②自然史清晰,有足够长的临床前期和可被识别的疾病标识;③对疾病不同阶段的干预效果及其不良反应认识清楚。

(2)筛检试验:①准确、简单、经济、安全、且容易被受检者接受;②有符合不同经济发展和卫生资源水平的筛检方法可供选择。

(3)疾病治疗:对筛查出的不同阶段结局均有行之有效的干预方案,且早期治疗效果优于晚期治疗。

(4)筛检项目实施计划及评价:根据 WHO 制定的新的 10 条标准进行评价。

(二)筛检试验的评价

1. 筛检试验的定义 筛检试验是用于识别外表健康的人群中那些可能患病个体或具有患病风险的个体的方法。它既可是问卷、体格检查、内窥镜与 X 线等物理学检查,也可是细胞学或生物大分子标志物检测技术。一项好的筛检试验除应具备良好的真实性、可靠性和预测度,还应具备简单、廉价、快速、安全、可接受五个特征。

2. 评价内容

(1)真实性:亦称效度,是指测量值与实际值相符合的程度,故又称准确性。真实性评价是比较筛检试验与疾病的标准方法(即“金标准”)判断结果的一致程度。研究设计有:①以医院为研究现场的病例-非病例(对照),②以社区为研究现场的横断面设计。筛检试验评价中,“金标准”是指当前临床医学界公认的诊断疾病的最准确可靠的方法。评价指标如下。

1)灵敏度与假阴性率:灵敏度,又称真阳性率,即实际患病且被筛检试验标准判断为阳性的百分比,它反映了筛检试验发现患者的能力。假阴性率,又称漏诊率,指实际患病,但被筛检试验确定为阴性的百分比,它反映的是筛检试验漏诊患者的情况。灵敏度与假阴性率之间为互补关系,灵敏度=1-假阴性率。

$$灵敏度=\frac{TP}{TP+FN}\times100\% \quad 式(7\text{-}1)$$

$$假阴性率=\frac{FN}{TP+FN}\times100\% \quad 式(7\text{-}2)$$

2)特异度与假阳性率:特异度,又称真阴性率,即实际无病且被筛检试验标准判断为阴性的百分比。它反映了筛检试验鉴别排除病例的能力。假阳性率,又称误诊率,即实际无病,但被筛检试验判断为阳性的百分比。它反映的是筛检试验误诊患者的情况。特异度与假阳性率之间为互补关系,特异度=1-假阳性率。

$$特异度=\frac{TN}{FP+TN}\times100\% \quad 式(7\text{-}3)$$

$$假阳性率=\frac{FP}{FP+TN}\times100\% \quad 式(7\text{-}4)$$

3)正确指数:也称约登指数,表示筛检试验发现真正患者与非患者的总能力。正确指数的范围在 0~1 之间,数值越大,真实性越高。

$$正确指数=(灵敏度+特异度)-1 \quad 式(7\text{-}5)$$

4）似然比：是同时反映灵敏度和特异度的综合指标。

阳性似然比（$+LR$）是筛检结果的真阳性率与假阳性率之比。比值越大，试验结果阳性时为真阳性的概率越大。

$$+LR=\frac{真阳性率}{假阳性率}=\frac{灵敏度}{1-特异度} \quad 式(7\text{-}6)$$

阴性似然比（$-LR$）是筛检结果的假阴性率与真阴性率之比。比值越小，试验结果阴性时为真阴性的概率越大。

$$-LR=\frac{假阴性率}{真阴性率}=\frac{1-灵敏度}{特异度} \quad 式(7\text{-}7)$$

（2）可靠性：也称信度、精确度或可重复性，是指在相同条件下用某测量工具重复测量同一受试者时结果的一致程度。可信度评价与金标准诊断结果（是否患病）无关，其评价指标和分析方法应根据资料类型进行选择。

1）连续性测量的资料的评价指标：①标准差和变异系数，两个指标的值越小，表示方法的精密度越高；②相关系数（r），一般认为 $r\geqslant 90\%$，筛查方法的一致性较好。

2）分类测量的资料的评价指标：①符合率；②*Kappa* 指标，分布差异检验可用配对 χ^2 检验。

①符合率又称一致率，其计算公式如下：

$$符合率=\frac{A+D}{A+B+C+D}\times 100\% \quad 式(7\text{-}8)$$

②*Kappa* 值常用来评价两次检测结果的一致性，其取值范围为-1～+1。一般认为 *Kappa* 值≥0.75 为一致性极好；在 0.4～0.75 为中、高度一致；≤0.40 为一致性差。

$$Kappa=\frac{N(A+D)-(R_1N_1+R_2N_2)}{N^2-(R_1N_1+R_2N_2)} \quad 式(7\text{-}9)$$

（3）预测值：是应用筛检结果的阳性和阴性来估计受检者为患者和非患者可能性的指标。反映了筛检试验应用到人群筛查后，获得的收益大小。

1）直接计算法：在社区开展的，基于横断面设计的筛查试验设计，样本人群的疾病现患率与目标人群的现患率一致。

$$阳性预测值=\frac{TP}{TP+FP}\times 100\% \quad 式(7\text{-}10)$$

$$阴性预测值=\frac{TN}{TN+FN}\times 100\% \quad 式(7\text{-}11)$$

2）间接计算法：病例-非病例设计的筛查试验评价，预测值的估计需调整现患率，常用 Bayes 公式计算。

$$\text{阳性预测值}=\frac{\text{灵敏度}\times\text{患病率}}{\text{灵敏度}\times\text{患病率}+(1-\text{患病率})(1-\text{特异度})} \quad \text{式(7-12)}$$

$$\text{阴性预测值}=\frac{\text{特异度}\times(1-\text{患病率})}{\text{特异度}\times(1-\text{患病率})+(1-\text{灵敏度})\times\text{患病率}} \quad \text{式(7-13)}$$

(4)预测值与真实性指标、现患率的关系

1)现患率对预测值的影响:当灵敏度与特异度一定,患病率降低,阳性预测值降低,阴性预测值升高。

2)灵敏度、特异度对预测值的影响:当人群患病率不变,灵敏度升高,特异度降低,则阳性预测值下降,阴性预测值升高。同理,灵敏度降低,特异度升高,则阳性预测值升高,阴性预测值降低。

(5)确定连续性测量指标的阳性截断值:筛查试验的结果是连续性指标时,需确定阳性/阴性结果的判定标准-截断值(cut-off value)。实际操作中,需根据患者与非患者的测量值分布的状态确定截断值。①患者和非患者分布曲线完全无重叠,原则上把截断值选在患者中的最小值处,筛检试验的判断准确度可达100%。②患者和非患者分布曲线小部分重叠,截断值应选择在重叠区内。若要提高灵敏度,则截断值应向患者的最小值方向移动;若要提高特异度,则截断值应向非患者的最大值方向移动。③若总人群分布呈单峰型,患者和非患者的分布相互交错,则无论截断值如何选取都可能有较大的误判率。

(三)筛检效果的评价

1. 筛检效果评价阶段及研究方法　筛查项目实施效果可分为近期收益、早中期疾病中间结局改善,以及长远期人群终末结局风险(死亡)降低三个人群获益阶段。相应地,一项筛检项目开展之初就应该计划在人群基础上逐级深入地开展以下研究:局部范围精细化设计的现场干预研究→扩大区域的社区干预研究→推广应用后的验证研究。值得提出的是,筛查作为政府主导的一项公共卫生服务措施,在上述各阶段除了观察生物学效果指标外,还应同期开展安全性、卫生经济和项目可持续性评价(也称为社会适应性评价)。

2. 筛查效果评价内容及指标　筛查效果评价内容包括:①收益;②生物学效果指标;③卫生经济学评价;④安全性和伦理学评价;⑤项目可持续性评价。

(1)收益:也称收获量,指经筛检后能使多少原来未发现的患者(或临床前期患者、高危人群)得到诊断和治疗。该类指标反映人群在短期内因筛查得以早诊早治的获益情况。指标包括阳性预测值、转诊率或筛查阳性率、早诊/早治率。提高筛检收益的方法包括:①高危人群策略;②选择合理的筛查方案,如选择高灵敏度筛检试验,应用联合试验(串联试验与并联试验)和确定合理的筛查起始及间隔时间。

(2)生物学效果指标:①结局测量指标(归因死亡率,治愈率、复发率、病死率、生存率和生存时间);②关联指标(随机对照试验研究中的效果指数、保护率、归因危险度、绝对危险度降低、参加筛检人群与参加人群的归因死亡危险率比,死亡病例与对照参与筛查的优势比);③需要筛检人数(*NNBS*)。

(3)卫生经济学评价:①筛查成本;②成本-效果分析;③成本-效用分析;④成本-效益分析。常用卫生经济学模型为马尔可夫决策分析模型(Markov model)。

(4)筛查的安全性和伦理学评价及可持续性评价:①安全性;②伦理学评估,是否遵循"赫尔辛基宣言"准则;③项目可持续性评价。

3. 筛查效果评价中存在的偏倚

(1)领先时间偏倚:若筛查只提前了发现疾病的时点,而并未改变筛查人群的死亡结点(年龄),也会观察到筛查人群比不筛查人群生存时间更长的假象,即领先时间偏倚。

(2)病程偏倚:若筛查组中疾病进展缓慢的患者占较大比例,可能观察到筛查组较未筛查组生存概率更高或生存时间更长。此时,筛查的效果被高估了,即产生了病程长短偏倚。

(3)志愿者偏倚:若参加筛查者与不参加者相比,拥有健康行为的概率更高,使得筛查人群的死亡风险低于不参与人群,导致筛查效果被高估,即产生健康志愿者偏倚。

(4)过度诊断偏倚:筛检发现和确诊的"惰性病例"计入患者总体,导致经筛检发现的患者中有较多的生存者或平均生存期较长,从而高估了筛查效果,即产生了过度诊断偏倚。

三、习题

(一)名词解释

1. 筛检　　2. 筛检试验
3. 真实性　　4. 约登指数
5. 金标准　　6. 可靠性
7. 阳性预测值　　8. 需要筛检人数(*NNBS*)
9. 领先时间偏倚　　10. 病程偏倚

(二)填空题

1. 一项好的筛检试验除应具备良好的真实性、可靠性和预测度外,还应具备五个特征,即__________、__________、__________、__________和__________。

2. 筛检试验评价内容包括:__________、__________和__________。

3. 提高筛检项目收益的方法有:①__________;②选择合理的筛查方案,包括__________;__________;__________。

4. 筛检试验中的联合试验包括:__________和__________。

(三)单项选择题

【A1 型题】

1. 关于筛检的目的,下列说法**不正确**的一项是

A. 发现高度可疑患病的人群　　B. 使患者和非患者明确分开
C. 发现高危人群　　D. 了解疾病的自然史
E. 指导合理分配有限的卫生资源

2. 关于筛检的实施原则，以下说法**不正确**的是
A. 筛检的目标疾病患病率较高
B. 筛检疾病的自然史清晰
C. 筛检手段简单、经济、安全、易被受检者接受
D. 对筛检出来的不同结局应有行之有效的处理方案
E. 筛检方法只要能早期诊断疾病即可

3. 当筛检的疾病漏诊后果较严重时，要求筛检试验具有较高的
A. 特异度　　B. 灵敏度
C. 约登指数　　D. 阴性似然比
E. 阳性预测值

4. 选项中的指标都可用来评价筛检试验方法可靠性的是
A. 灵敏度、特异度和阳性似然比　　B. 相关系数、正确指数与似然比
C. 相关系数、变异系数和 *Kappa* 值　　D. 预测值、约登指数和符合率
E. NNBS、似然比和 *Kappa* 值

5. 关于真实性指标、患病率与预测值的关系，以下说法正确的是
A. 当灵敏度与特异度一定，疾病患病率降低，阳性预测值下降
B. 当灵敏度与特异度一定，疾病患病率升高，阴性预测值升高
C. 当人群患病率不变时，灵敏度升高，特异度降低，阳性预测值升高
D. 当人群患病率不变时，灵敏度升高，特异度降低，阴性预测值下降
E. 当人群患病率不变时，灵敏度降低，特异度升高，阳性预测值降低

6. 可用于筛检项目中远期生物学效果评价的指标有
A. 灵敏度、特异度、符合率、归因死亡率
B. *Kappa* 值、阳性预测值、保护率、病死率
C. 早诊/早治率、需筛检人数、保护率、复发率
D. 归因死亡率、复发率、生存时间
E. 发病率、预测值、似然比、归因死亡率

7. 筛检效果评价中的常见偏倚**不包括**
A. 领先时间偏倚　　B. 病程偏倚　　C. 回忆偏倚
D. 过度诊断偏倚　　E. 志愿者偏倚

【A2 型题】

8. HPV 感染导致的宫颈上皮内瘤变(CIN Ⅱ ~ Ⅲ)是宫颈癌明确的癌前病变,筛查 CIN 病变分期,且对Ⅱ级以上的良性病变给予根治治疗,可以首先使宫颈癌的

A. 发病率降低　　B. 病死率降低

C. 死亡率降低　　D. 早诊率增加

E. 宫颈癌患者生存时间延长

9. 肝癌是我国排名前五的恶性肿瘤之一,且各期的治疗效果一般都较差,患者 1 年生存率仅为 32.03%。HBV 病毒感染是肝癌的主要病因,我国约 10%的成年人有 HBV 感染。有人建议在 HBV 人群中开展肝癌筛查(甲胎蛋白检测或超声诊断),你是否赞同,主要理由是

A. 赞同,肝癌是威胁我国人群健康的重要疾病

B. 赞同,肝癌的高危人群是 HBV 感染者

C. 不赞同,筛查出来的病例后续无有效的治疗方案

D. 不赞同,筛查方法灵敏度和特异度无法确定

E. 赞同,筛检的方法简单、经济、创伤小

10. 能说明大肠癌筛查长远期效果的证据是

A. 开展筛查地区的发病率低于未筛查人群

B. 开展筛查地区的大肠癌诊断年龄低于未筛查地区

C. 参与筛查的人群大肠癌发病率低于未参与筛查人群

D. 参与筛查的人群大肠癌死亡率低于未参与筛查人群

E. 随着筛查项目时间延长,大肠癌发病率持续上升

11. 某医师想评价超声筛查脂肪肝的价值,分别选择了经磁共振氢谱检查法(H MRS)(金标准)诊断的 95 例脂肪肝患者和 67 例非患者进行超声检查,检测结果如表 7-1 所示,该资料可以计算的指标是

表 7-1　HMRS 法和超声诊断检查脂肪肝

超声结果	H MRS(金标准)		合计(例)
	患者(例)	非患者(例)	
阳性(例)	87	33	120
阴性(例)	8	34	42
合计	95	67	162

A. 约登指数　　B. 信度指标　　C. 阳性预测值

D. 阴性预测值　　E. 现患率比

12. 某研究者用同一方法对两个地区30岁以上的成年人进行大肠癌筛查,已知甲地的大肠癌患病率为20/10万,乙地为30/10万,下列说法正确的是

A. 该方法在甲地应用的灵敏度高于乙地

B. 该方法在甲地应用的特异度高于乙地

C. 该方法在甲地应用的阳性预测值低于乙地

D. 该方法在甲地应用的阴性预测值低于乙地

E. 该方法在甲地应用的阳性似然比高于乙地

13. 某研究者预计用个体危险度隶属度函数(AD)值对大肠癌进行初筛,对初筛阳性者再行纤维肠镜筛检,该筛检试验方法是哪种联合试验,可达到的效果是

A. 并联试验,可提高特异度

B. 串联试验,可提高特异度

C. 串联试验,可提高灵敏度

D. 并联试验,可提高灵敏度

E. 并联试验,可提高阴性预测值

14. 某地区开展了20年用PSA蛋白筛查前列腺癌的项目。分析发现,该地区前列腺早诊率高于未开展筛查地区,有研究者据此认为,PSA筛查前列腺癌具有可推广价值。你对该结论的看法是

A. 结论合理,筛查有效地发现了隐匿的患者,效果明显

B. 结论不合理,不符合卫生经济学低成本高效益原则

C. 尚不能下结论,可能存在志愿者偏倚

D. 尚不能下结论,应比较开展和未开展地区的前列腺癌死亡率差异

E. 尚不能下结论,PSA筛查方法的准确性有待评价

15. 健康人的空腹血糖范围在3.9~6.1mmol/L,糖尿病患者的空腹血糖范围一般≥7.0mmol/L,在用血糖值初筛糖尿病患者时,为了尽可能避免漏诊与误诊,可将截断值选择在

A. 3.9　　B. 6.1　　C. 7.0

D. (3.9~7.0)/2　　E. (6.1~7.0)/2

【B型题】

(16~18题共用备选答案)

A. 扩大筛查人群　　B. 采用串联试验　　C. 采用并联试验

D. 选择筛查高危人群　　E. 增加筛查频率

16. EB病毒抗体VCA-IgA及EB-DNA检测都可用于鼻咽癌筛查,两种方法的灵敏度分别为

70%和65%，为了提高筛查的灵敏度，可采用的联合试验方法是

17. 如上题，若要提高筛查项目的特异度，可采用的联合试验方法是

18. 已知大肠癌在总人群中的患病率为41.9/10万，而在长期便秘的人群中患病率约为183/10万，可提高大肠癌筛检收益的方法是

（19～20题共用备选答案）

A. 领先时间偏倚　B. 病程长短偏倚　C. 回忆偏倚

D. 过度诊断偏倚　E. 志愿者偏倚

19. 用生存时间评价筛查效果时，可能会产生的偏倚是

20. 开展PSA筛查前列腺癌地区的早诊早治率明显高于未开展地区，但两地区的前列腺癌死亡率相差不大，评价筛查效果时，应注意的偏倚是

（四）简答题

1. 请简述筛检试验应具备的条件。

2. 制定一项公共卫生筛检项目，应遵循什么原则？

3. 某妇幼保健机构拟评价电子阴道镜检查和宫颈液基细胞学检查（TCT）两种方法筛查宫颈上皮内瘤变（CIN Ⅰ～Ⅲ）的效果，对600例妇科门诊病例用两种方法进行检查，且所有病例同时用宫颈组织病理学检查（金标准）进行了确诊。此外，该机构还安排甲/乙两位医生独立用TCT对这些妇女进行宫颈疾病检查。所有检查结果汇总见表7-2，表7-3。

表7-2 阴道镜和TCT检测结果比较

试验结果		宫颈病变患者	非宫颈病变患者
阴道镜	TCT		
+	-	15	10
-	+	5	220
+	+	70	25
-	-	10	245
合计		100	500

表7-3 两位医生TCT检查结果比较

甲医生的检测结果	乙医生的检测结果		合计
	阳性	阴性	
阳性	100	20	120
阴性	10	470	480
合计	110	490	600

（1）请根据上述资料估计TCT的真实性、可靠性与预测值。对不能计算的指标，请说明

理由。

(2)若要提高宫颈疾病检查的灵敏度和特异度,应采取什么样的试验方法?

(3)若该医院的患者主要来源于该省范围内,已知该省的20~29岁女性宫颈病变CIN Ⅰ~Ⅲ现患率为5%,30~55岁以上已婚妇女的现患率为10%,则用阴道镜在哪个人群中筛查宫颈病变收益更大?

4. 某研究者欲对两种结直肠癌筛查方案进行卫生经济学评价。方案A:先进行个体危险度隶属度函数值(AD)调查,阳性者再行粪便隐血试验(FOBT)检查,其中,AD调查与FOBT的灵敏度分别为65%、75%,特异度分别为80%、85%,费用分别为10元/例、20元/例;方案B:直肠黏液T抗原检测。直肠黏液T抗原检测的灵敏度为85%,特异度为90%,费用为90元/例。方案A和方案B的最后环节的阳性者均进行肠镜下病理学诊断,肠镜诊断的费用为200元/例。现拟选择其中一种方法在1万名50岁以上的有肠癌家族史的成年人中开展筛检,已知结直肠癌在该人群中的现患率为1000/10万人,请回答:

(1)方案A采用了什么联合试验的方法?该方法的优缺点分别是什么?

(2)请估计两种方案在该人群中的阳性预测值,如果拟筛检1万人,可分别筛出多少真阳性病例?

(3)请估计以上两种方案在该人群中筛查出1例大肠癌患者的成本。

(4)请说明能否根据以上结果对人群大肠癌筛检方案进行选择和推广,并请说明理由。

四、参考答案

(一)名词解释

1. 筛检:是针对临床前期或早期的疾病阶段,运用快速、简便的试验、检查或其他方法,将未察觉或未诊断疾病的人群中那些可能有病或缺陷、但表面健康的个体,同那些可能无病者鉴别开来的一系列医疗卫生服务措施。

2. 筛检试验:是用于识别外表健康的人群中那些可能患病个体或具有患病风险个体的方法,它既可是问卷、体格检查、内窥镜与X线检查等物理学检查,也可是细胞学或生物大分子标志物检测技术。

3. 真实性:亦称效度,指测量值与实际值相符合的程度,故又称准确性(accuracy)。

4. 约登指数:也称正确指数,是灵敏度与特异度之和减去1,表示筛检方法发现真正患者与非患者的总能力。

5. 金标准:是指当前临床医学界公认的诊断疾病的最准确可靠的方法。

6. 可靠性:也称信度、精确度或可重复性,是指在相同条件下用某测量工具(如筛检试验)重复测量同一受试者时结果的一致程度。

7. 阳性预测值:筛检发现的阳性者中患目标疾病的人所占的比例。

8. 需要筛检人数(*NNBS*):指减少一例目标疾病病例的死亡,需要筛检的人数。

9. 领先时间偏倚:如果筛查只提前了发现疾病的时点,而并未改变筛查人群的死亡结点(年龄),也会观察到筛查人群比不筛查人群生存时间更长的假象,即领先时间偏倚。

10. 病程偏倚:如果筛查组中疾病进展缓慢的患者占较大比例,可能观察到筛查组较未筛查组生存概率更高或生存时间更长。此时,筛查的效果被高估了,即产生了病程长短偏倚。

(二)填空题

1. 简单性 廉价性 快速性 安全性 可接受性

2. 真实性 可靠性 预测值

3. 高危人群策略 选择高灵敏度的筛检试验 应用联合试验 确定合理的筛查起始及间隔时间

4. 串联试验 并联试验

(三)单项选择题

【A1 型题】

1. B 2. E 3. B 4. C 5. A 6. D 7. C

【A2 型题】

8. A 9. C 10. D 11. A 12. C 13. B 14. D 15. E

【B 型题】

16. C 17. B 18. D 19. A 20. D

(四)简答题

1. 请简述筛检试验应具备的条件。

筛检试验应具备的条件:筛检试验应具备较高准确性、稳定性和预测准确度;除此之外,还应该具备简单、经济、安全、且容易被受检者接受;应有符合不同经济发展和卫生资源水平的筛检方法可供选择。

2. 制定一项公共卫生筛检项目,应遵循什么原则?

筛检项目的制定原则有:①所筛检疾病或相关健康状态应是该地区现阶段的重大公共卫生问题,能对人群健康和生命造成严重危害,现患率或死亡率较高,是人群的主要死因之一;②目标疾病的自然史清晰,有足够长的临床前期和可被识别的疾病标识,有早诊断的方法,且早期干预能显著降低发病率;③对疾病不同阶段的干预效果及其不良反应有清楚的认识;④选择合适的筛检试验;⑤对筛查出的不同阶段结局均有行之有效的干预方案,且确保早期治疗的效果应优于晚期治疗。

3. (1)请根据上述资料估计 TCT 的真实性、可靠性与预测值。对不能计算的指标,请说明理由。

根据表 7-2 和表 7-3 可以评价 TCT 的真实性与可靠性,但不能计算预测值。因该研究是在医院开展的基于病例-非病例筛查试验评价,病例组和非病例组的构成比不能代表目标人群的宫颈病变现患比例,故不能直接计算预测值,且本题未告知该地的宫颈病变现患率,也不能用间接法计算预测值。

①TCT 的真实性评价,由表 7-2 得:

灵敏度=[(5+70)÷100]×100%=75.0%

假阴性率=1-75.0%=25.0%

特异度=[(10+245)÷500]×100%=51.0%

假阳性率=1-51.0%=49.0%

正确指数=(75.0%+51.0%)-1=26.0%

阳性似然比=75.0%÷49.0%≈1.53

阴性似然比=25.0%÷51.0%≈0.49

②可靠性评价,由表 7-3 得:

符合率=[(100+470)÷600]×100%=95%

$Kappa=[600\times(100+470)-(120\times110+480\times490)]\div[600^2-(120\times110+480\times490)]\approx0.84$

(2)若要提高宫颈疾病检查的灵敏度和特异度,应采取什么样的试验方法?

①要提高灵敏度,则需将 TCT 检查与阴道镜检查并联使用。

灵敏度=[(15+5+70)÷100]×100%=90.0%

②要提高特异度,则需将 TCT 检查与阴道镜检查串联使用。

特异度=[(10+220+245)÷500]×100%=95.0%

(3)若该医院的患者主要来源于该省范围内,已知该省的 20~29 岁女性宫颈病变 CINⅠ~Ⅲ现患率为 5%,30~55 岁以上已婚妇女的现患率为 10%,则用阴道镜在哪个人群中筛查宫颈病变收益更大?

阴道镜检查:

灵敏度=[(15+70)÷100]×100%=85%

特异度=[(220+245)÷500]×100%=93%

20~29 岁人群,阳性预测值=(85.0%×5.0%)÷[(85.0%×5%)+(1-5.0%)×(1-93.0%)]=39.0%

30~55 岁女性人群,阳性预测值=(85.0%×20.0%)÷[(85.0%×20%)+(1-20.0%)×(1-93.0%)]≈75.2%

用阴道镜在 30~55 岁女性中筛查宫颈病变获得收益较 20~29 岁女性更大。

4. (1)方案 A 采用了什么联合试验的方法？该方法的优缺点分别是什么？

方案 A 采用了串联试验的筛查方法。该方法优点是可提高筛检试验的特异度，减少假阳性人数。缺点是可使筛检试验的灵敏度降低，增加漏诊人数。

(2)请估计两种方案在该人群中的阳性预测值，如果拟筛检 1 万人，可分别筛出多少真阳性病例？

该地的患者估计数为：10000×1000/100000＝100 例

① 方案 A：

步骤	方法	病例	非病例
第一步	AD 评分 Sen＝0.65 Spe＝0.80		
	+	65	1980
	－	35	7920
	合计	100	9900
第二步	FOBT(Sen＝0.75，Spe＝0.85)		
	+	49	297
	－	16	1683
	合计	65	1980
汇总	AD 串联 FOBT		
	+	49	297
	－	51	1683+7920＝9603
	合计	100	9900

AD 得分串联 FOBT 检查的联合灵敏度＝49/100＝49%；特异度＝9603/9900＝97%

方案 A 可筛查出的真阳性患者：100×49%＝49 例

方案 A 的阳性预测值：49/(49+297)×100%＝14.16%

②方案 B：

直肠黏液 T 细胞检查出的真阳性患者：100×85%＝85 例

直肠黏液 T 细胞检查阳性人数：100×0.85+9900×(1−0.90)＝1075 例

方案 B 的阳性预测值：(85÷1075)×100%＝7.91%

如果拟筛检结直肠癌现患率为 1000/10 万人的 1 万人，方案 A 可筛查出 49 例真阳性患者，方案 B 可筛查出 85 例真阳性患者。

(3)请估计以上两种方案在该人群中筛查出 1 例大肠癌患者的成本。

已知方案 A 可筛查出 49 例真阳性患者，方案 B 可筛查出 85 例真阳性患者。

①方案 A：

AD 调查费用:1 万例×10 元/例 = 10 万元

AD 调查阳性者:100×65%+[(10000-100)×(1-80%)] = 2045 例

FOBT 筛查费用:2045 例×20 元/例 = 40900 元

FOBT 筛查阳性者:(65×75%)+[1980×(1-85%)] = 346 例

肠镜诊断费用:346 例×200 元/例 = 69200 元

方案 A 的总费用:100000 元+40900 元+69200 元 = 210100 元

方案 A 筛查 1 例真阳性的成本:210100 元÷49 例 = 4287.76 元/例

②方案 B：

直肠黏液 T 抗原检测费用:1 万例×90 元/例 = 90 万元

直肠黏液 T 抗原检查阳性者:100×85%+[(10000-100)×(1-90%)] = 1075 例

阴道镜检查费用:1075 例×200 元/例 = 215000 元

方案 B 的总费用:900000 元+215000 元 = 1115000 元

方案 B 筛查 1 例真阳性的成本:1115000 元÷85 例 = 13117.65 元/例

(4)请说明能否根据以上结果对人群大肠癌筛检方案进行选择和推广,并请说明理由。

将以上所得结果整理成如下表格(表 7-4)：

表 7-4 A、B 两方案筛查大肠癌的真实性、预测值及筛查成本比较

方案	灵敏度(%)	漏诊率(%)	阳性预测值(%)	筛查成本(元/例)
A	49.00	51.00	14.16	4287.76
B	85.00	15.00	7.91	13117.65

以上结果显示,方案 A 的阳性预测值高于方案 B,且方案 A 发现 1 例结直肠癌患者的成本低于方案 B;但方案 A 的灵敏度低于 B,漏诊率远高于方案 B。如果从提高预测效果和节约成本的方面考虑,应选择方案 A;如果从减少漏诊人数的角度考虑,则应选择方案 B。

但根据现有证据,在人群中推广以上任意一种方案进行大肠癌筛查的证据尚不充分。①还缺乏近期和长远期生物学效果评价的证据,如是否提高了大肠癌的早诊早治率、是否提高了患者的生存时间,降低了人群的死亡率;②还应对项目开展长期效果的卫生经济学评价,评价指标包括即减少一例结直肠癌患者死亡的成本是否在 WHO 规定的人均 GDP 的 3~6 倍范围内;③此外,还应开展筛检项目的安全性评价,如筛检带来的人群获益是否超过副作用和过度诊断治疗带来的伤害;以及可持续性和人群接受度评价。

(李佳圆 袁雪莲)

第八章

病因及其发现与推断

一、学习目标

1. 掌握 因果关系的三个基本条件以及在医学实践和流行病学研究中探索因果关系的重要性,健康决定因素的生态模型的实践意义,充分病因-组分病因模型的原理及实践意义,Hill 准则的用途及局限性。

2. 熟悉 Mill 法则及其与流行病学研究设计的关系,系统综述在病因推论中的应用。

3. 了解 病因学说和病因模型的演变,不同病因模型在预防实践上的区别,病因推断的困难和不确定性。

二、重点和难点内容

(一)病因及因果关系对医学实践和流行病学研究的重要性

病因是流行病学和预防医学的重要概念。流行病学起源于对传染性疾病病因的研究,病因是预防的前提,没有病因研究就没有预防的可能,因此病因研究是预防医学及公共卫生发展的前提。即便在临床实践中,明确病因也常有助于疾病的治疗和控制,尤其是由细菌、病毒等引起的感染性疾病。病因理论渗透了流行病学的概念、原理、原则和方法,人类对病因的认识关系着流行病学的命运,因此流行病学家对病因有着十分特殊的情结。

病因和疾病的关系属于哲学上讲的因果关系。病因是原因,疾病是结果。因果关系是人类认识世界与解释事物发展变化的一种方式,具有普遍的理论和实践意义。人类的文明发展与智慧结晶很大程度上表现为人们对世间万物因果联系的理解与运用。医学实践中,除了病因和疾病的关系之外,治疗和效果的关系、治疗和不良反应的关系也都属于因果关系。在人群中探索和确定医学中的因果关系是流行病学的核心内容,因果关系的特征奠定了现代流行病学研究设计的理论基础。

(二)因果关系及其三个基本条件

因果关系是两个事物之间关系的一种,是一种由事物变化关联和时间因素构成的复杂的抽象关系。医学实践中,病因和疾病的关系、治疗和效果的关系、治疗和不良反应的关系等常见、重要的关系都属于因果关系。

因果关系的三个基本条件包括时间顺序、关联关系及因变性。时间顺序是指因事件必须发生在果事件之前；关联关系是指当因事件发生时，果事件一定或经常会发生；因变性是指果事件的变化是由因事件的变化引起的，而不是由其他任何因素引起的。

（三）病因模型尤其是充分病因-组分病因模型的原理及实践意义

1. 三角模型　是早期的关于传染病多病因的假说。该模型认为影响传染病在人群中发生和发展的因素是多重的，并将它们归结为三个方面，即宿主、病原体和环境，三者对传染病流行缺一不可，其关系可用一个等边三角形的平衡关系来描述，表明它们之间相互平等、相互关联和相互制约的关系。在一定的时间框架里，三者相互作用、相互制约，保持动态平衡，使人群疾病的发病率维持一个常态，一旦三者中的一个或一个以上的因素发生了变化，破坏了这个平衡状态，人群疾病的发病率就会下降或上升，甚至消失或引起暴发流行。三角模型揭示了在病原体之外存在可以用来预防和控制传染性疾病的因素，揭示了在病原体不明的情况下预防传染病的可能性，是人类用来控制传染病的重要理论基础。流行病学的主要任务就是寻找可以用来切断该三角中任何一条（或多条）链索的措施，阻断任何两个因素之间的联系，从而控制疾病的流行。

2. 轮状模型　是比较成熟的多病因模型。既可用于传染病，也可用于慢性病。该模型把可患病的人或动物（宿主）放到了中心的位置，周围是他们生活的物理、化学、生物和社会环境，传染病的致病因子只是生物环境的一个部分，除了外部环境之外，宿主的遗传因素也可能影响发病。与三角模型相比，该模型用新的方式描述了宿主、致病因子和环境的关系，认为它们不是对等和分离的关系，其重要性也有主次之分，并提示了直接病因和间接病因或曰近端病因和远端病因的存在。同时，轮状模型也扩充了环境的概念，提示更多的环境因素可以致病，指出了更多的干预靶点，为预防疾病提供了更多的选择。轮状模型较三角模型更接近于病因之间以及病因与疾病的实际关系，为研究复杂的慢性疾病的病因打开了新的窗口。

3. 健康决定因素的生态模型　现代医学中主流的多病因模型。该模型的中心仍是人体，包括一个人的性别、年龄、遗传等特征，然后将其他病因归类，并分成不同的层次，每层又有包含很多相关但不同的因素，并强调各种因素的相互作用对健康的影响。该模型具有早期轮状模型的基本特征，但它还意味着那些可影响健康但不影响发病的因素也可以被利用，进一步拓宽了病因的范围和领域，揭示了更多可以用来提高健康、预防疾病的因素，尤其是远端的间接因素，如文化、教育等。这使得我们看到了更多可以用来控制疾病的策略和手段，可以从健康（而不单单是疾病）入手，如鼓励人们养成良好的生活习惯、建立良好的医疗保障制度和体系，而不是把资源和注意力仅仅集中在看病上。

4. 病因链　在多病因学说里，一切可以负面影响健康的因素或事件都可以称为病因，病因与病因之间存在着复杂的关系。例如，有些是原始病因，有些是继发因素，他们相继发生作用，最终导致疾病的发生。病因链描述的即是时间上先后发生、互为因果的病因之间以及这些病因与最终疾病之间的关系。病因链是对多病因模型的“纵向”延伸和扩展，犹如对病因机制的研究。在一个病因链上，去除任何一个病因，就可以切断整个病因链，从而预防疾病通过此病因链发生。这使得切断一个病因链有了多种选择，增加了预防的可能性。

5. 病因网　一个疾病往往有多个独立的或相互关联的病因链，不同病因链相互连结、相互交错，形成一个复杂的病因关系网。用于描述从病因到疾病之间各种联系的完整的网状结构就叫做病因网。病因网是对病因链的“横向”延伸和扩展，是更复杂的病因机制研究。病因网的概念是重要的，因为它可以从理论上更清楚地解释疾病预防中的很多现象。但是，研究病因网就如同研究病因间的机制，理论上十分复杂，厘清各病因之间的关系需要大量的流行病学研究。每个病因网都可以有很多病因链，而每条病因链上病因的数目可以是无穷大的，对这些意义不大的病因进行没有穷尽的研究大大增加了科学研究的负担。但从实践意义上看，研究它们的价值是可疑的，因为切断或控制任何一个或几个相对危险度大的病因，就相当于切断了病因网上的主要连接点，就能够切断所有与其相关的病因链和病因网，有效地预防疾病。

6. 充分病因-组分病因模型　该模型认为疾病的发生必须是由一个充分病因引起的。充分病因是疾病发生的充分条件，其形成就等于疾病的发生。一个充分病因可以由一个或多个组分病因组成，而且它们缺一不可，任何一个组分病因缺失，疾病就不会通过该充分病因发生。每个充分病因都需要的组分病因又叫做必要病因。根据病因的必要性和充分性，可以把组分病因分为四类：①必要且充分；②必要非充分；③充分非必要；④非必要非充分。在同一充分病因里，组分病因彼此形成互补，互为彼此的互补病因。能引起一个疾病发生的充分病因往往不止一个，或者说疾病的发生可以通过多个不同的充分病因实现，同一疾病的充分病因也彼此互为互补病因。

充分病因-组分病因模型为疾病的预防控制实践提供了严谨的理论支持。对于传染性疾病而言，针对病原体的措施（例如疫苗接种）往往是预防疾病最有效的手段，因为所有传染性疾病都有一个必要病因，即病原体。然而，在不知道病原体的情况下，我们仍可以防控传染病，因为病原体本身往往不足以构成充分病因，还需要其他组分病因（例如传播途径）共同作用，只要阻断病原体以外的其他组分病因，充分病因就无法形成，疾病就不会发生。

对于慢性非传染性疾病而言，我们目前所知道的所有病因和危险因素几乎都属于非必要非充分的组分病因，但这并不意味着我们对慢性病的预防就无从下手。恰恰相反，因为任何一个组分病因对于需要它的充分病因都是必要病因，所以除去任何一个组分病因就等于除去了与其相关的所有充分病因，因此也就预防了所有可通过这些充分病因而发生的病例。如果一个组分病因参与了一个或多个主要的充分病因，除去这个组分病因就可以预防大部分的病例。

（四）Mill 法则及其与因果关系、流行病学研究设计的关系

Mill 法则包括求同法、求异法、同异共求法、剩余法和共变法。探索因果关系的流行病学研

究就是依据 Mill 法则在人群中收集有关因果关系三个基本条件证据的方法。比如,病例系列研究通过寻找患者共有的因素来推测病因,体现了求同法;引入对照,通过寻找患者有、非患者没有的因素来推测病因,体现了求异法;病例对照研究、队列研究,体现了同异共求法;剂量反应关系体现了共变法等。虽然两者之间并非严格的一一对应关系,但实际上 Mill 法则已经渗透到了流行病学研究设计的理念当中,这也是为什么我们今天已经不再说根据 Mill 法则而是说通过流行病学研究来发现和验证病因的缘由。

(五)病因推论的三个层次和两个方面

病因推论的三个层次:①单一研究内(真实性)的推论;②基于现有所有同类研究的推论;③基于所有有关证据的推论。

病因推论的两个方面:①对定性结论的推论;②对定量结果的推论。

(六)研究质量与因果推论的关系及其决定因素、评价方法

研究质量是指研究的方法学质量,是决定结果(内部)真实性的主要因素。研究质量越高,则结果的真实性越高,推论正确的可能性就越大。研究质量的决定因素包括研究设计类型、流行病学研究的一般偏倚控制措施、某一类研究设计特有的偏倚控制措施等。评价一项研究的质量就是对该研究设计和偏倚控制措施进行分析和评价。一个简单、快速、粗略的评价方法是根据研究设计的类型,将研究质量进行分级。比如,对病因证据的分级,从低到高依次是:病例系列研究、横断面研究、病例对照研究、队列研究。对于疗效证据的分级,则在队列研究上面还有随机对照试验。在研究设计的基础上,还可以根据偏倚控制措施的多少和严谨程度对同一类研究的质量做进一步划分。一般认为将研究质量分为 3~5 级就可以满足病因推论的需要。

(七)Hill 准则及其用途和局限性

Hill 准则包括 9 条标准,即时间顺序、关联强度、剂量反应关系、结果的一致性、实验证据、生物学合理性、生物学一致性、特异性、相似性,是依据多项研究进行病因推论时常用的准则。Hill 准则的主要局限性包括以下 4 点。①没有考虑掌握的原始研究是否全面和完整。②对原始研究证据的真实性(或方法学质量)没有考评。③将一个研究内提供的信息以及可在研究间观察到的信息和流行病学研究以外的信息混为一谈,认为它们是同等重要的。显然,在判断因果关系上,存在关联(或剂量反应关系)以及关联的时间顺序是判断因果关系的基本条件,是特异的标准,其他则是非特异性的标准。④在非特异的标准中,一致性是最关键的条件,但是 Hill 对什么是一致性没有量化的界定,因此很难判断。

(八)系统综述在病因推论中的应用

随机对照试验系统综述的设计和分析要素里隐含了 Hill 准则的主要标准,如时间顺序、关联强度、剂量反应关系、实验证据、一致性等。时间顺序是随机对照试验的设计特征决定的;关联强度和剂量反应关系反映在随机对照试验的结果里;对于实验证据,随机对照试验提供的正是人群

的实验证据。对于一致性，系统综述更是采用了定量的评估方法，即异质性检验。系统综述还提出了对异质性原因的探究方法，是新的贡献。可以说，系统综述是对 Hill 准则的科学、系统、定量的应用和发展，并明确提出对原始研究质量进行严格的评估，使人们对证据的可靠性及在其基础上所作推论的正确性有一个总体衡量。

（九）病因推论的困难和病因的不确定性

尽管现在已经有多种不同的证据评价方法及病因推论准则，但没有哪一项或哪一套标准足以对因果关系的存在与否提出确定无疑的证据。因果关系最多不过是一个尝试性的主观上的推论。任何科学工作都不是完美无缺的，我们永远无法确切地知道一项研究结果的真实性。所有科学证据都可能被修正甚至颠覆，科学推论的本质是主观的、模糊的，永远都带着不确定性。

三、习题

（一）名词解释

1. 病因及因果关系的三个基本条件
2. 病因学说
3. 病因模型
4. 瘴气说
5. 微生物说
6. 三角模型
7. 轮状模型
8. 健康决定因素的生态模型
9. 病因链
10. 病因网
11. 充分病因
12. 组分病因
13. 必要病因
14. 互补病因
15. 必要且充分病因
16. 必要非充分病因
17. 充分非必要病因
18. 非必要非充分病因
19. Mill 法则
20. 结果的一致性（Hill 准则之一）

（二）单项选择题

【A1 型题】

1. 关于病因的论述，**不正确**的是

A. 病因一定在疾病发生之前出现
B. 病因一定与疾病有关联
C. 与疾病有关联的一定是病因
D. 病因与疾病的关系具有可重复性
E. 病因可以影响疾病发生的概率

2. 下列**不属于**因果关系的是

A. 人群与暴露因素的关系
B. 病因与疾病的关系
C. 疾病与其并发症的关系
D. 干预措施与其效果的关系
E. 治疗与其副作用的关系

3. 因果关系的多样性、复杂性体现在多个方面，但**不包括**

A. 单因多果 B. 多因单果 C. 多因多果

D. 混杂因素的存在 E. 直接病因和间接病因的存在

4. 病因模型的主要用途**不包括**

A. 阐述病因之间的关系 B. 阐述病因与疾病的关系

C. 指示病因的方向，以揭示新的病因 D. 是流行病学研究设计的理论基础

E. 解释流行病学概念和原理

5. 下列病因模型均可指示病因的方向，**除了**

A. 瘴气说 B. 微生物说 C. 病因网络

D. 轮状模型 E. 健康决定因素的生态模型

6. 下列病因学说或模型中**不能**直接看出直接病因与间接病因存在的是

A. 健康决定因素的生态模型 B. 充分病因-组分病因模型 C. 轮状模型

D. 病因链 E. 病因网络

7. 下列关于病因链与病因网络的论述，**不正确**的是

A. 病因网络由多个完全独立的病因链组成

B. 不同的病因链可能独立地影响疾病的发生

C. 去除一条病因链中的任何一个因素就可以完全切断整个病因链，从而预防疾病通过此病因链发生

D. 同时切断多条病因链可以预防更多的病例

E. 不同的病因链对疾病发生的作用的大小可能不同，有效的预防应切断主要的病因链

8. 关于充分病因-组分病因模型的论述，**不正确**的是

A. 一个疾病可以有多个充分病因

B. 一个充分病因可以有多个组分病因

C. 对于一个充分病因而言，它的每个组分病因都是必要的，且同样重要

D. 如果一个充分病因的所有组分病因都同时存在，疾病仍可能不会发生

E. 即使某一个充分病因不成立，疾病仍然有可能发生

9. 根据充分病因-组分病因模型，若某疾病的所有病例均具有病因 X，则对 X 的最佳描述是

A. 充分病因 B. 组分病因 C. 必要病因

D. 互补病因 E. 必要且充分病因

10. 根据充分病因-组分病因模型，若 X 是某疾病的病因之一，但并非所有暴露于它的人都会发病，说明 X 肯定

A. 是充分病因　B. 是必要病因　C. 是非必要非充分病因
D. 不是充分病因　E. 不是必要病因

11. 根据充分病因-组分病因模型，若 X 是某疾病的病因之一，但即使是未暴露于它的人也会发病，说明 X 肯定

A. 是充分病因　B. 是必要病因　C. 是非必要非充分病因
D. 不是充分病因　E. 不是必要病因

12. 关于流行病学研究设计与 Mill 法则的关系，不正确的是

A. 每种研究设计均与某一条法则一一对应
B. 病例系列研究体现了求同法
C. 病例对照研究体现了同异共求法
D. 队列研究体现了同异共求法
E. 随机对照试验体现了同异共求法

13. 要直接研究病因与疾病之间的因果关系，最佳、可行的研究设计是

A. 病例系列研究　B. 横断面研究　C. 病例对照研究
D. 队列研究　E. 随机对照试验

14. 关于病因推断的论述，正确的是

A. 基于单一研究通常即可做出可靠的推论
B. 基于几项结果一致的同类研究通常即可做出可靠的推论
C. 无需考虑来自动物实验的证据
D. 对定性结论的推论，是为了判断某个因素是否为某种疾病的病因
E. 对定量结果的推论，是为了判断某个因素是否为多种疾病的病因

15. 关于病因推断的论述，不正确的是

A. 应基于目前所有有关的证据
B. 应评估研究质量
C. 应评估不同研究结果的一致性
D. 应符合 Hill 提出的所有九条准则
E. 应建立在系统综述的基础上

16. 关于研究质量的论述，不正确的是

A. 研究质量越高，则内部真实性越高
B. 研究质量越高，则病因推论的正确性越高
C. 偏倚控制措施越充分，则研究质量越高
D. 样本量越大，则研究质量越高

E. 对研究质量而言，研究设计的重要性大于更具体的偏倚控制措施

17. Hill 准则中，与 Mill 法则中的共变法最接近的是

A. 剂量反应关系　B. 生物学合理性　C. 实验证据

D. 结果的一致性　E. 特异性

18. Hill 准则中，判断因果关系存在与否的特异条件包括

A. 时间顺序、生物学合理性

B. 时间顺序、存在关联

C. 存在关联、结果的一致性

D. 存在关联、特异性

E. 生物学合理性、实验证据

19. 为确立吸烟与肺癌的因果关系，必须满足的条件之一是

A. 肺癌患者同时也都是吸烟者

B. 在其他条件相同的情况下，吸烟者的肺癌发生率高于不吸烟者

C. 在其他条件相同的情况下，已戒烟者的肺癌发生率低于未戒烟者

D. 吸烟与肺癌存在强关联

E. 不同研究均得到一致的结果

20. 从病因推论的角度来看，系统综述是对 Hill 准则的应用和发展，其主要特点**不包括**

A. 强调了对原始研究收集的系统性

B. 强调了对原始研究证据真实性的评估

C. 强调了只有随机对照试验才是可靠的证据

D. 随机对照试验的系统综述在设计和分析要素中涵盖了 Hill 的主要准则

E. 提出了研究间一致性的定量评估方法

21. 从病因推论的角度来看，随机对照试验的系统综述在设计和分析的要素中**未直接涉及**

A. 时间顺序　B. 关联强度　C. 生物学合理性

D. 实验证据　E. 结果的一致性

【A2 型题】

22. 假设某疾病只有两个充分病因，第一个充分病因包括 A、B、C、D 这 4 个组分病因，第二个充分病因包括 A、E、F、G 这 4 个组分病因，这两个充分病因所导致的病例分别占 40% 和 60%，则 A 的归因危险度百分比为

A. 25%　B. 40%　C. 50%

D. 60%　E. 100%

23. 根据充分病因-组分病因模型,在不知道病原体是什么的情况下,仍然可以有效地控制传染病,是因为

A. 病原体不是传染病的必要病因

B. 病原体是传染病的非必要非充分病因

C. 可以阻断那些不包括病原体这个组分病因的充分病因

D. 可以阻断除病原体以外的其他组分病因,从而使传染病的许多充分病因不能成立

E. 某传染病的发病并非100%可以归因于相关的病原体

24. 关于心血管疾病,所有我们仅知道几个危险因素,如吸烟、高血压、高血脂,但是据此就可以预防绝大部分心血管病例。依据此事实,以下推论**错误**的是

A. 这些因素都是心血管疾病的组分病因

B. 这些因素都不是心血管疾病的充分病因

C. 这些因素作为组分病因参与了心血管疾病最主要的充分病因

D. 阻断这些因素,就阻断了这些因素参与的所有充分病因

E. 这些因素一起组成了心血管疾病的必要病因

25. 英国医生队列研究显示,吸烟与肺癌的相对危险度高达14。如果完全根除吸烟,在潜在吸烟者中可以预防90%以上的肺癌病例。据此事实,以下论述**错误**的是

A. 吸烟只是肺癌的一个组分病因

B. 吸烟是肺癌主要充分病因的组分病因

C. 吸烟是肺癌的必要病因

D. 吸烟几乎相当于肺癌的一个必要病因

E. 吸烟既不是肺癌的必要病因,也不是肺癌的充分病因

26. 假设某疾病只有一个充分病因,而且该充分病因只有两个组分病因A和B,当同时暴露于A和B时,疾病就会发生。再假设某人群中暴露于A的人数占10%,暴露于B的人数占2%,且A和B在该人群中的分布是独立的(即彼此在人群中出现的比例互不影响)。据此,以下论述**错误**的是

A. 暴露于A的人群的发病率为2%,因为它取决于A的互补组分病因B的暴露率;同理,暴露于B的人群的发病率为10%

B. 同时暴露于A和B的人的发病率为100%,因为同时暴露于A和B时,疾病就会发生

C. 暴露于B但未暴露于A的人群的发病率为0%,因为没有A疾病不会发生;反之亦然

D. 在暴露于某一个组分病因的人群中,发病率的高低与该暴露的互补组分病因有关,互补组分病因越常见,发病率则越高

E. 暴露于B的暴露组与非暴露于B的对照组发病率之差为10%-2%=8%

【B 型题】

(27~29 题共用备选答案)

A. 必要且充分病因　B. 必要非充分病因　C. 充分非必要病因

D. 非必要非充分病因　E. 互补病因

27. 结核杆菌感染是结核病的

28. 吸烟是肺癌的

29. 对于肝硬化而言,酗酒是乙型肝炎病毒感染的

(30~32 题共用备选答案)

A. 关联强度　B. 生物学合理性　C. 结果的一致性

D. 实验证据　E. 特异性

30. 上列 Hill 准则的 5 条标准中,属于判断因果关系的特异标准的是

31. 在非特异的标准中,最关键的是

32. 通常不适用于慢性非传染性疾病的是

(三) 简答题

1. 简要解释因果关系的三个基本条件。

2. 简述病因网和健康决定因素的生态模型对慢性病控制的主要意义。

3. 根据充分病因-组分病因模型,解释什么是充分病因、组分病因、必要病因。

4. 根据充分病因-组分病因模型,简述为什么在仅知道有限的几个主要危险因素(如吸烟、高血压、高血脂等)的情况下,就可以预防大部分心血管疾病的发生?

5. 为什么说随机对照试验在验证因果关系方面优于队列研究? 为什么又不能用它来直接验证病因?

6. 在 Hill 病因推论准则里,哪些是判断因果关系基本的、特异的准则? 在非特异的准则中,哪条是最关键的?

7. 简述 Hill 准则的缺陷以及系统综述对因果关系推论的贡献和补充。

四、参考答案

(一) 名词解释

1. 病因及因果关系的三个基本条件:因果关系的三个基本条件包括时间顺序、关联关系及因变性。时间顺序是指因事件必须发生在果事件之前;关联关系是指当因事件发生时,果事件一定或经常会发生;因变性是指果事件的变化是由因事件的变化引起的,而不是任何其他因素引起的。当果事件为疾病时,符合以上三个条件的因事件即为病因。

2. 病因学说:现代医学以前简单朴素的单一病因假说,如瘴气说和微生物说。

3. 病因模型:现代医学里用来区分不同病因特征以及阐述它们与疾病的关系、它们彼此之间的关系以及它们作用机制的理论框架,对寻找病因和制定预防策略有启发和指导意义。

4. 瘴气说:该学说认为传染病的流行与环境有关,尤其是潮湿、肮脏的空气。

5. 微生物说:该学说认为传染病的病因是微小的生物。

6. 三角模型:是早期的关于传染病多病因的假说。该模型认为影响传染病在人群中发生和发展的因素是多重的,并将它们归结为三个方面,即宿主、病原体和环境,三者对传染病流行缺一不可,其关系可用一个等边三角形的平衡关系来描述,表明它们之间相互平等、相互关联和相互制约的关系。在一定的时间框架里,三者相互作用、相互制约,保持动态平衡,使人群疾病的发病率维持一个常态,一旦三者中的一个或一个以上的因素发生了变化,破坏了这个平衡状态,人群疾病的发病率就会下降或上升,甚至消失或引起暴发流行。

7. 轮状模型:是比较成熟的多病因模型。既可用于传染病,也可用于慢性病。该模型把可患病的人或动物(宿主)放到了中心的位置,周围是他们生活的物理、化学、生物和社会环境,传染病的致病因子只是生物环境的一个部分,除了外部环境之外,宿主的遗传因素也可能影响发病。与三角模型相比,该模型用新的方式描述了宿主、致病因子和环境的关系,认为它们不是对等和分离的关系,其重要性也有主次之分,并提示了直接病因和间接病因或曰近端病因和远端病因的存在。

8. 健康决定因素的生态模型:现代医学中主流的多病因模型。该模型的中心仍是人体,包括一个人的性别、年龄、遗传等特征,然后将其他病因归类,并分成不同的层次,每层又有包含很多相关但不同的因素,并强调各种因素的相互作用对健康的影响。该模型具有早期轮状模型的基本特征,但它还意味着那些可影响健康但不影响发病的因素也可以被利用,进一步拓宽了病因的范围和领域,揭示了更多可以用来提高健康、预防疾病的因素。

9. 病因链:在多病因学说里,一切可以负面影响健康的因素或事件都可以称为病因,病因与病因之间存在着复杂的关系。例如,有些是原始病因,有些是继发因素,他们相继发生作用,最终导致疾病的发生。病因链描述的即是时间上先后发生的互为因果的病因之间以及这些病因与最终疾病之间的关系。病因链是对多病因模型的“纵向”延伸和扩展,犹如对病因机制的研究。

10. 病因网:一个疾病往往有多个独立的或相互关联的病因链,不同病因链相互连结、相互交错,形成一个复杂的病因关系网。用于描述从病因到疾病之间各种联系的完整的网状结构就叫做病因网。病因网是对病因链的“横向”延伸和扩展,是更复杂的病因机制研究。

11. 充分病因:由一个或多个组分病因构成,是疾病发生所需要的最低条件或组分病因的最小组合,充分病因形成就等于疾病发生。

12. 组分病因:组分病因是充分病因的一个构成成分或亚单位,人们常说的病因(如吸烟)几乎都是组分病因。

13. 必要病因:是一个疾病发生必需的组分病因,是该疾病所有充分病因都需要的组分病因;若该病因不存在,疾病就不会发生,所有患者都具有该病因。病原体就是传染病的必要病因。

14. 互补病因:同一疾病的所有充分病因互为互补充分病因,在同一个充分病因里的组分病因互为互补组分病因。

15. 必要且充分病因:本身即足以形成一个充分病因来导致疾病发生,而且所有充分病因都需要的组分病因,就叫做必要且充分病因。换句话说,疾病只有一个充分病因,且该充分病因只有一个组分病因。只要该组分病因出现,疾病就一定会发生;否则,疾病就一定不会发生。这类病因极少,严格来讲是不存在的。

16. 必要非充分病因:本身尚不足以形成一个充分病因来导致疾病发生,但是所有充分病因都需要的组分病因,就叫做必要非充分病因。传染病的病原体即属于此类。

17. 充分非必要病因:本身即足以形成一个充分病因来导致疾病发生,但并非所有充分病因都需要的组分病因,就叫做充分非必要病因。例如,对于死亡来说,服毒和车祸等就可以是这类病因。

18. 非必要非充分病因:一个疾病往往有多个充分病因,每个充分病因又包括多个组分病因。在此情况下,那些本身不足以形成一个充分病因来导致疾病发生,而且并非所有充分病因都需要的组分病因,就叫做非必要非充分病因。绝大多数慢性非传染性疾病的病因都属于此类。

19. Mill 法则:又称为穆勒法则,指的是英国哲学家约翰·穆勒(John Stuart Mill)提出的用于研究因果关系的 5 个逻辑归纳法则,包括求同法、求异法、同异共用法、剩余法和共变法。

20. 结果的一致性(Hill 准则之一):指的是同类研究结果的一致性,又叫可重复性,是不同时间、不同地点、不同人群或不同研究者使用类似的研究方法可重复获得相同或类似结果的可能性。被重复的次数越多,一致性越高,因果关系存在的可能性就越大。

(二)单项选择题

【A1 型题】

1. C 2. A 3. D 4. D 5. C 6. B 7. A 8. D 9. C 10. D 11. E 12. A 13. D 14. D 15. D 16. D 17. A 18. B 19. B 20. C 21. C

【A2 型题】

22. E 23. D 24. E 25. C 26. E

【B 型题】

27. B 28. D 29. E 30. A 31. C 32. E

(三)简答题

1. 简要解释因果关系的三个基本条件。

因果关系的三个基本条件包括时间顺序、关联关系及因变性。时间顺序是指因事件必须发生在果事件之前;关联关系是指当因事件发生时,果事件一定或经常会发生;因变性是指果事件的变化是由因事件的变化引起的,而不是由其他任何因素引起的。

2. 简述病因网和健康决定因素的生态模型对慢性病控制的主要意义。

病因网的概念是重要的,因为它可以从理论上更清楚地解释预防中的很多现象。但是,研究病因网就如同研究病因间的机制,理论上十分复杂,厘清各病因之间的关系需要大量的流行病学研究。每个病因网都可以有很多病因链,而每条病因链上病因的数目可以是无穷大的,对这些意义不大的病因进行没有穷尽的研究大大增加了科学研究的负担。但从实践意义上看,研究它们的价值是可疑的,因为切断或控制任何一个或几个相对危险度大的病因,就相当于切断了病因网上的主要连接点,就能够切断所有与其相关的病因链和病因网,有效地预防疾病。

健康决定因素的生态模型指出了各种可能影响健康的因素,尤其是远端的间接因素,如文化、教育等。这使得我们看到了更多的可以用来控制疾病的策略和手段,可以从健康(而不单单是疾病)入手,如鼓励人们养成良好的生活习惯、建立良好的医疗保障制度和体系,而不是把资源和注意力仅仅集中在看病上。

3. 根据充分病因-组分病因模型,解释什么是充分病因、组分病因、必要病因。

充分病因由一个或多个组分病因构成,是疾病发生所需要的最低条件或组分病因的最小组合,充分病因形成就等于疾病发生。

组分病因是充分病因的一个构成成分或亚单位,人们常说的病因(如吸烟)其实都是组分病因。

必要病因是一个疾病发生必需的组分病因,是该疾病所有充分病因都需要的组分病因;若该病因不存在,疾病就不会发生,所有患者都具有该病因。病原体就是传染病的必要病因。

4. 根据充分病因-组分病因模型,简述为什么在仅知道有限的几个主要危险因素(如吸烟、高血压、高血脂等)的情况下,就可以预防大部分心血管疾病的发生?

我们知道的多数慢性非传染性疾病的病因或危险因素都是非必要非充分的组分病因。因为任何一个组分病因对于需要它的充分病因来说都是必要病因,所以阻断或切除一个组分病因,就等于去阻断了与其相关(或其参与)的所有充分病因,就可以预防与其相关的所有的充分病因引起的病例。一个组分病因的相对危险度越高,通过这个组分病因引起的病例占所有同类患者的比例就越高,因此切断几个这样的病因就足以预防绝大部分有关疾病。吸烟、高血压、高血脂和高血糖就属于这样的组分病因。

5. 为什么说随机对照试验在验证因果关系方面优于队列研究?为什么又不能用它来直接验证病因?

从建立因果关系上看,不同流行病学研究设计在确认因果关系三个条件上采取了不同的方法,因此提供的有关因果关系三个条件的证据可信度有高有低。随机对照试验优于队列研究,最主要的原因是随机分组更彻底地解决了混杂的问题,所发现的因果关系的可靠性,尤其是关于因变性的推断,高于队列研究。但是由于伦理的限制,不能用随机对照试验来直接验证病因。

6. 在 Hill 病因推论准则里,哪些是判断因果关系基本的、特异的准则?在非特异的准则中,哪条是最关键的?

因果关系的三个条件是推论病因的特有原则,是每一个具体研究必须一一回答的问题,在 Hill 准则里具体体现在时间顺序、关联强度和剂量-效应关系。其余的原则属于科学推论的一般原则,是非特异的,其中最重要的是不同研究结论的一致性。

7. 简述 Hill 准则的缺陷以及系统综述对因果关系推论的贡献和补充。

Hill 准则的主要缺陷包括以下 4 点。①没有考虑掌握的原始研究是否全面和完整。②对原始研究证据的真实性(或原始研究的方法学质量)没有考评。③将一个研究内提供的信息以及可在研究间观察到的信息和流行病学研究以外的信息混为一谈,认为它们是同等重要的。显然,在判断因果关系上,存在关联(或剂量反应关系)以及关联的时间顺序是特异的和必要条件,是判断因果关系的基本条件,是特异的准则,其他的则是非特异性的准则。④在非特异的标准中,一致性是最关键的条件,但是 Hill 对什么是一致性没有量化的界定,因此很难判断。系统综述在上述第①、②、④方面做了重要的补充。

(杨祖耀 唐金陵)

第九章

预防策略

一、学习目标

1. 掌握　疾病三级预防策略的有关概念和相关内容，包括第一级预防、高危策略、全人群策略、第二级预防、第三级预防；健康、健康保护、健康教育、健康管理、健康促进的概念和内涵。

2. 熟悉　人类对健康、影响因素及医学模式的认识过程和相关内容。

3. 了解　中国预防为主卫生工作方针和健康中国战略的内容；当代全球主要健康策略。

二、重点和难点内容

（一）健康相关的三个概念

1. 健康（health 个体健康）　是身体、心理和社会幸福的完好状态，而不仅是没有疾病和虚弱。要实现身体、心理和社会幸福的完好状态，人们必须要有能力识别和实现愿望、满足需求以及改善或适应环境。

2. 人群健康（population health）　也叫集体健康（collective health）。人群健康特征可以由个体特征直接衍生而来。例如，人群的平均血胆固醇水平是个体血胆固醇水平的一个算术平均数。另有一些人群特征，虽然源自个体特征，但被看作是一种全新的属性，如群体免疫力（herd immunity）。

3. 全球健康（global health）　是致力于改善全人类的健康水平，实现全球人人公平享有健康的一个跨学科、兼具研究和实践的新兴领域。其关注的是具有全球意义的健康问题及其决定因素，以及解决方案和全球治理，需要在国家、地区和全球层面超越国界和政府，动员并协调各方力量采取有效行动予以应对。

（二）影响健康的因素

1. 个体因素　①遗传和生物学因素，②生活方式因素，③社会经济状况因素。

2. 环境因素　①自然环境，②建成环境（built environment）：指人为建设或改造的建筑物、场所、设施等，③社会和经济环境。

3. 卫生服务因素 如卫生服务的质量、可获得性、可及性和可负担性，服务提供者的能力等。

（三）生物—心理—社会医学模式

生物—心理—社会医学模式（biopsychosocial model）是从生物、心理和社会等方面来观察、分析和思考，并且处理疾病和健康问题的科学观和方法论。

在生物—心理—社会医学模式下，健康是一个积极的概念，涵盖生理、心理、精神和社会四个层面。影响健康的因素不只是个体生物学因素，还包括生活方式因素以及外界各种环境因素，是多种因素综合作用的结果。

（四）疾病的三级预防策略

20世纪60年代由美国哈佛大学卡普兰（Kaplan）提出。是针对疾病的不同阶段，在目标人群按照三个等级采取相应的公共卫生分级预防措施。包括防止疾病的发生，阻止或延缓其发展，最大限度地减少疾病造成的危害。

1. 第一级预防（primary prevention） 又称病因预防，是在疾病（或伤害）尚未发生时针对病因或危险因素采取措施，降低有害暴露的水平，增强个体对抗有害暴露的能力，预防疾病（或伤害）的发生，或至少推迟疾病的发生。第一级预防是消灭或消除疾病（或伤害）的根本措施。

2. 高危策略（high-risk strategy） 是对未来发病风险高的一小部分个体，针对致病危险因素采取有针对性的措施，降低危险暴露水平及其未来发病的风险。

3. 全人群策略（population-based strategy） 是通过消除有害暴露，尤其是那些个体难以觉察或控制的环境暴露，或针对人群中有害暴露的决定因素，即病因的原因采取措施，降低整个人群有害暴露的水平，进而降低人群总的疾病负担。

4. 第二级预防（secondary prevention） 又称“三早”预防，即早发现、早诊断、早治疗。是在疾病早期，症状、体征尚未表现出来或难以觉察，通过及早发现并诊断疾病，及时给予适当的治疗，有更大的机会实现治愈；或者如果疾病无法治愈，可以通过治疗阻止疾病发展到更严重的阶段或至少减缓发展进程，减少对更复杂的治疗措施的需要。

5. 第三级预防（tertiary prevention） 又称临床预防或疾病管理（disease management）。是发生在疾病的症状、体征明显表现出来之后。早期，通过适当的治疗缓解症状，预防疾病进一步恶化，预防急性事件的发生和复发，预防合并症和残疾的发生。到了疾病晚期，通过早期发现和管理合并症，对已经发生的残疾进行康复治疗，最大限度的恢复个体的机体功能和社会功能，提高生活质量，延长寿命。旨在降低疾病和残疾给个体、家庭和社会带来的负担。

（五）健康保护和健康促进策略

1. 健康保护（health protection） 又称健康防护，即采取有针对性的措施保护个体或人群免受来自外界环境的有害物质（如生物、物理、化学类有害物质）对健康的威胁。

2. 健康教育(health education) 是通过信息传播和行为干预,帮助个体和群体掌握卫生保健知识,树立健康观念,在获得信息、提升认识的前提下,自愿采纳有利于健康的行为和生活方式的教育活动与过程。

3. 健康管理(health management) 是对个人或人群的健康危险因素进行全面监管的过程。是根据个人的健康状况来进行评价,即根据个人的疾病危险因素,由医生进行个体指导,动态追踪危险因素并及时进行干预。

4. 健康促进(health promotion) 是一个综合的社会和政治活动过程,不仅包括直接加强个体行为和生活技能的健康教育;还包括通过政策、立法、经济手段和其他形式的环境工程,改善社会、经济和环境条件以减少它们对大众和个体健康的不利影响的社会行动。

(六)健康中国战略

2012 年 8 月卫生部发布了《"健康中国 2020"战略研究报告》,该报告提出了"健康中国"的战略思想。

2016 年 8 月 26 日,中共中央政治局召开会议,审议通过"健康中国 2030"规划纲要。会议强调,"健康中国 2030"规划纲要是今后 15 年推进健康中国建设的行动纲领。纲要提出,将健康融入所有政策。

三、习题

(一)名词解释

1. 三级预防
2. 第一级预防
3. 高危策略
4. 全人群策略
5. 第二级预防
6. 第三级预防
7. 健康
8. 健康保护
9. 健康教育
10. 健康管理
11. 健康促进

(二)填空题

1. 第______级预防应该是消灭或消除疾病(或伤害)的根本措施。又称__________。

2. 第二级预防又称__________,即__________、__________、__________。

3. 第____级预防又称临床预防或疾病管理。是发生在疾病的________明显表现出来之后。

4. 1948 年,WHO 在其颁布的《组织法》中给健康下了一个比较完整的定义,即"健康是____、________和________的完好状态,而不仅是没有________和________"。

5. 1978 年在《________》中正式提出了"初级卫生保健"的概念。

6. 健康促进的基本概念和理论是 1986 年在《________》中被正式提出的。

（三）单项选择题

【A1 型题】

1. 下列关于三级预防的论述中**不正确**的是

A. 第一级预防是消灭或消除疾病(或伤害)的根本措施

B. 高危策略和全人群策略均是实现第一级预防的策略

C. 很多慢性病病因尚不清楚,所以第二级预防至关重要

D. 第三级预防发生在疾病的症状体征明显表现出来之后

E. 三级预防在概念上或实践中相互界限清楚

2. 下列措施中属于二级预防的是

A. 保健服务　B. 戒烟限酒　C. 定期体检

D. 运动康复　E. 经常性卫生监督

3. 下列措施中属于三级预防的是

A. 戒烟限酒　B. 心理康复　C. 体育锻炼

D. 尽早治疗　E. 服用低剂量阿司匹林

4. 初级卫生保健的具体任务**不包括**

A. 健康教育　B. 健康促进　C. 疾病的基本治疗

D. 疾病的三级预防　E. 发展疾病监测网络

5. 对大多数慢性疾病可实行二级预防,这是指

A. 健康教育　B. 病因预防　C. 疾病管理

D. 早发现,早诊断,早治疗　E. 促进康复,防止疾病恶化

6. 以下**不属于**健康促进策略范畴的是

A. 健康教育　B. 健康保护　C. 健康管理

D. 政策立法　E. 环境干预

7. 实现“2000 年人人享有健康”这个战略目标的基本策略和关键途径是

A. 初级卫生保健　B. 健康教育　C. 健康保护

D. 健康管理　E. 健康促进

【B 型题】

(8~12 题共用备选答案)

A. 游说进行烟草广告立法　B. 对高血压患者的全面监管

C. 在高危人群中定期检测 HIV　D. 残疾患者中假肢、矫正器、轮椅等的应用

E. 定期对成年人进行心血管疾病危险因素评估

8. 属于高危策略的是

9. 属于二级预防的是

10. 属于三级预防的是

11. 属于健康管理的是

12. 属于健康促进的是

（四）简答题

1. 简述三级预防策略。

2. 简述影响健康的主要因素。

3. 简述高危策略和全人群策略的内涵及相互之间的关系。

4. 简述健康管理服务的主要内容。

5. 简述初级卫生保健的基本内容。

6.《渥太华宣言》中确定的健康促进的手段和行动策略有哪些？

四、参考答案

（一）名词解释

1. 三级预防：是针对疾病的不同阶段，在目标人群按照三个等级采取相应的公共卫生分级预防措施包括，防止疾病的发生，阻止或延缓其发展，最大限度地减少疾病造成的危害。

2. 第一级预防：又称病因预防，是在疾病（或伤害）尚未发生时针对病因或危险因素采取措施，降低有害暴露的水平，增强个体对抗有害暴露的能力，预防疾病（或伤害）的发生，或至少推迟疾病的发生。

3. 高危策略：是对未来发病风险高的一小部分个体，针对致病危险因素采取有针对性的措施，降低危险暴露水平及其未来发病的风险。

4. 全人群策略：是通过消除有害暴露，尤其是那些个体难以觉察或控制的环境暴露，或针对人群中有害暴露的决定因素，即病因的原因采取措施，降低整个人群有害暴露的水平，进而降低人群总的疾病负担。

5. 第二级预防：又称“三早”预防，即早发现、早诊断、早治疗。是在疾病早期，症状体征尚未表现出来或难以觉察，通过及早发现并诊断疾病，及时给予适当的治疗，有更大的机会实现治愈；或者如果疾病无法治愈，可以通过治疗阻止疾病发展到更严重的阶段或至少减缓发展进程，减少对更复杂的治疗措施的需要。

6. 第三级预防：又称临床预防或疾病管理（disease management）。是发生在疾病的症状体征明显表现出来之后。早期，通过适当的治疗缓解症状，预防疾病进一步恶化，预防急性事件的发生和复发，预防合并症和残疾的发生。到了疾病晚期，通过早期发现和管理合并症，对已经发生的残疾进行康复治疗，最大限度的恢复个体的机体功能和社会功能，提高生活质量，延长寿命。旨在降低疾病和残疾给个体、家庭和社会带来的负担。

7. 健康：是身体、心理和社会幸福的完好状态，而不仅是没有疾病和虚弱。

8. 健康保护：又称健康防护，即采取有针对性的措施保护个体或人群免受来自外界环境的有害物质（如生物、物理、化学类有害物质）对健康的威胁。

9. 健康教育：是通过信息传播和行为干预，帮助个体和群体掌握卫生保健知识，树立健康观念，在获得信息、提升认识的前提下，自愿采纳有利于健康的行为和生活方式的教育活动与过程。

10. 健康管理：是对个人或人群的健康危险因素进行全面监管的过程。是根据个人的健康状况来进行评价，即根据个人的疾病危险因素，由医生进行个体指导，动态追踪危险因素并及时进行干预。

11. 健康促进：是一个综合的社会和政治活动过程，不仅包括直接加强个体行为和生活技能的健康教育；还包括通过政策、立法、经济手段和其他形式的环境工程，改善社会、经济和环境条件以减少它们对大众和个体健康的不利影响的社会行动。

（二）填空题

1. 一　病因预防

2. 三早预防　早发现　早诊断　早治疗

3. 三　症状体征

4. 身体　心理　社会幸福　疾病　虚弱

5. 阿拉木图宣言

6. 渥太华宣言

（三）单项选择题

【A1 型题】

1. E　2. C　3. B　4. E　5. D　6. C　7. A

【B 型题】

8. E　9. C　10. D　11. B　12. A

（四）简答题

1. 简述三级预防策略。

三级预防是针对疾病的不同阶段，在目标人群按照三个等级采取相应的公共卫生分级预防措施包括，防止疾病的发生，阻止或延缓其发展，最大限度地减少疾病造成的危害。第一级预防，又称病因预防，是在疾病（或伤害）尚未发生时针对病因或危险因素采取措施。第二级预防是在疾病早期，症状体征尚未表现出来或难以觉察，通过早发现、早诊断、早治疗，有更大的机会实现治愈或阻止疾病发展到更严重的阶段。第三级预防，又称临床预防或疾病管理，发生在疾病的症状体征明显表现出来之后，旨在降低疾病和残疾给个体、家庭和社会带来的负担。

2. 简述影响健康的主要因素。

影响健康的主要因素：①个体因素：包括遗传和生物学因素、生活方式因素和社会经济状况因素；②环境因素：包括自然环境、建成环境，以及社会和经济环境；③卫生服务因素：如卫生服务的质量、可获得性、可及性和可负担性，服务提供者的能力等。

3. 简述高危人群策略和全人群策略的内涵及相互之间的关系。

高危人群策略是以临床医学思维为导向的实现第一级预防的策略。高危策略是对未来发病风险高的一小部分个体，针对致病危险因素采取有针对性的措施，降低危险暴露水平及其未来发病的风险。高危策略对资源的利用可能更符合成本效益原则。但是，当病因的原因波及整个人群时，仅仅治疗那些患者和显著易感的个体，即冰山的一角，是治标不治本的策略。

全人群策略是以公共卫生思维为导向的实现第一级预防的策略。全人群策略不需要确定哪些个体未来发生疾病的风险高，哪些风险低，而是通过消除有害暴露，尤其是那些个体难以觉察或控制的环境暴露，或针对人群中有害暴露的决定因素，即病因的原因采取措施，降低整个人群有害暴露的水平，进而降低人群总的疾病负担。

高危策略和全人群策略各有各的优势和不足，并不是非此即彼的关系，在解决很多问题的过程中，两种策略是互为补充，协同作用的。

4. 简述健康管理服务的主要内容。

健康管理服务的主要内容包括：健康体检；健康检测、健康风险评估与干预；健康教育与咨询服务；健康监测与医学物联网服务；慢性病风险筛查与跟踪管理。

5. 简述初级卫生保健的基本内容。

初级卫生保健的基本内容因不同的国家和地区可以有所不同，但是至少应该包括以下 8 项：①针对当前流行的卫生问题及其预防控制方法开展宣传教育；②促进食品供应和适当的营养；③供应充足的安全饮用水和基本卫生设施；④妇女儿童保健，包括计划生育；⑤针对主要传染病开展免疫接种；⑥预防和控制地方病；⑦常见病和伤害的妥善治疗和管理；⑧提供基本药物。

6.《渥太华宣言》中确定的健康促进的手段和行动策略有哪些？

《渥太华宣言》中确定的健康促进的三个手段是：①倡导；②增权；③协调。五个行动策略包括：①制订促进健康的公共政策；②创造支持性环境；③加强社区的行动；④发展个人技能；⑤调整卫生服务方向。

（亓　晓　么鸿雁）

第十章

公共卫生监测

一、学习目标

1. 掌握　公共卫生监测的定义、种类及相关基本概念。

2. 熟悉　公共卫生监测的目的和意义，各类监测的主要内容，公共卫生监测的主要方法与基本程序，公共卫生监测系统的质量评价与效益评价指标。

3. 了解　公共卫生监测的发展概况，现代信息技术在公共卫生监测中的应用。

二、重点和难点内容

（一）公共卫生监测的基本概念

1. 公共卫生监测（public health surveillance）　是指长期、连续、系统地收集有关健康事件、卫生问题的资料，经过科学分析和解释后获得重要的公共卫生信息，并及时反馈给需要这些信息的人或机构，用以指导制定、完善和评价公共卫生干预措施与策略的过程。

最早的监测活动主要是针对疾病的发生和死亡而进行的，尤其是传染性疾病，因此称为疾病监测（surveillance of disease）。

2. 被动监测（passive surveillance）　是指下级单位常规地向上级机构报告监测资料，而上级单位被动地接受的监测形式。

3. 主动监测（active surveillance）　是指根据疾病防控等公共卫生问题的特殊需要，上级单位专门组织调查收集资料的监测形式。

4. 常规报告（routine report）　是指针对卫生行政部门所规定的疾病或各种健康相关问题进行常规监测报告。

5. 哨点监测（sentinel surveillance）　是为了更清楚地了解某些疾病在不同地区、不同人群的分布以及相应的影响因素等，根据被监测疾病的流行特点，选择若干有代表性的地区或/和人群，按统一的监测方案连续地开展监测。

6. 监测病例（surveillance case）　在大规模的监测工作中，确定一个统一的、可操作性强的监测诊断标准,用这个监测标准定义的病例称为监测病例。

7. 二代监测(secondary generation surveillance) 即在传统监测内容的基础上,增加行为学监测,主要是针对可以改变的行为危险因素。

8. 症状监测(syndromic surveillance) 又称为综合征监测或症候群监测,是指通过长期、连续、系统地收集特定临床症候群或与疾病相关现象的发生频率,从而对某类疾病的发生或流行进行早期探查、预警和做出快速反应的监测方法。

(二)公共卫生监测的目的和意义

1. 描述与健康相关事件的分布特征和变化趋势。

2. 评价公共卫生干预策略和措施的效果。

(三)公共卫生监测的种类与内容

目前,公共卫生监测的种类主要包括疾病监测、医院感染监测、死因监测、症状监测、行为及行为危险因素监测以及环境、食品与营养、药物不良反应等其他公共卫生监测。

1. 传染病监测 传染病监测的主要内容及用途:①及时发现并诊断病例,以便追踪和控制;②发现新发传染病或新的公共卫生问题;③了解病例三间分布情况,及时确定流行或暴发的存在,以便启动暴发调查并控制疫情;④监测人群免疫水平、病原体的血清型和(或)基因型、毒力、耐药性及其变异,以及动物宿主和媒介昆虫的种类、分布、病原体携带状况等,了解疾病的变化趋势,识别高危人群或地区,为干预策略与措施的制定和调整提供信息;⑤监测公共卫生干预项目(策略与措施)的进展与效果。

2. 慢性非传染病监测 监测内容根据各国及各地区的主要卫生问题或监测目的不同而异,主要包括恶性肿瘤、心脑血管疾病、糖尿病、精神性疾病、职业病、出生缺陷等。

3. 医院感染监测 医院感染监测是长期、系统、连续地收集、分析医院感染在一定人群(主要是住院患者)中的发生、分布及其影响因素,并将监测结果报送和反馈给有关部门和科室,为医院感染的预防、控制和管理提供科学依据。其内容包括全院综合性监测、目标性监测以及细菌耐药性监测和抗菌药物使用监测。

4. 死因监测 死因监测的目的是了解人群的死亡率和死因分布,通过死因统计分析,可反映监测人群健康水平,并确定不同时期主要死因及疾病防治重点。

5. 症状监测 常用的症状监测主要有流感症状(咳嗽、喷嚏等)监测、发热监测、腹泻病监测等。症状监测不依赖特定的诊断,是强调非特异症状为基础的监测,所监测的内容,不仅有临床症状(如发热、腹泻、呼吸道症状等),还包括许多与疾病相关的现象。

6. 行为及行为危险因素监测 行为及行为危险因素监测是针对公共卫生事件原因的监测。

7. 其他公共卫生监测 其他公共卫生监测包括环境监测(包括大气、水、土壤、生活居住环境、生产环境等)、食品卫生监测、营养监测、学校卫生监测、药物不良反应监测、计划生育药具使用及不良反应监测等。

(四)公共卫生监测的方法及基本程序

1. 监测方式

(1)以人群为基础的监测(population-based surveillance):是指以特定人群为现场开展工作,监测特定疾病的动态变化。

(2)以医院为基础的监测(hospital-based surveillance):是指以医院为现场开展工作,主要是对医院内感染、病原体耐药以及出生缺陷等进行监测。

(3)以实验室为基础的监测(laboratory-based surveillance):主要是指利用实验室方法对病原体或其他致病因素开展监测。

(4)以案例为基础的监测(case-based surveillance):是指以疾病预防控制系统为主的,联合临床医疗机构和其他健康保健单位对特殊的个案病例和聚集性病例的监测。

(5)基于指标的监测(indicator-based surveillance):各种可以收集到定量数据的监测系统,如法定传染病报告信息系统、症状监测系统、行为危险因素监测系统等,可以为暴发/流行预警机制(epidemic/outbreak intelligence mechanism, EIM)提供定量数据。

(6)基于事件的监测(event-based surveillance):收集来自媒体及网络检索、新闻分析、国内外通报、公众投诉与举报、健康咨询等方面所报道的事件信息,也可以为 EIM 提供线索和依据。

2. 监测方法与技术　除了在公共卫生监测基本概念中所提及的主动监测与被动监测、常规报告与哨点监测外,常用的监测方法与分析技术还有以下几种。

(1)病例登记(case registry)

(2)无关联匿名监测(unrelated surveillance)

(3)记录连接(record linkages)

(4)在线收集监测信息

(5)网络直报系统

(6)自动预警技术

(7)地理信息系统(geographic information system, GIS)的利用

3. 公共卫生监测的基本程序　包括系统收集相关数据、管理和分析数据、信息的交流与反馈以及信息的利用 4 个基本过程。

(五)公共卫生监测系统的评价

对公共卫生监测系统的质量评价,包括完整性、敏感性、特异性、及时性、代表性、简单性、灵活性等多个方面,对其效益的评价,除了卫生经济学的成本-效益、成本效用与成本-效果分析外,还有阳性预测值、可接受性以及监测系统间的互联与共享功能等指标。

1. 完整性(completeness)　是指监测系统所包含的监测内容或指标的多样性,它包括报告哨

点与监测形式的完整性、病例报告的完整性以及监测数据的完整性。

2. 敏感性(sensitivity)　是指监测系统发现和确认公共卫生问题的能力。它主要包括两个方面,一是指监测系统报告的病例占实际病例的比例;二是指监测系统判断疾病或其他公共卫生事件暴发或流行的能力。

3. 特异性(specificity)　是指监测系统排除非公共卫生问题的能力,即监测系统能够正确识别疾病群体现象的随机性波动,从而避免发生预警误报的能力。

4. 及时性(timeliness)　是指从某公共卫生事件发生到监测系统发现并反馈给有关部门的时间间隔,它反映了监测系统的信息上报和反馈速度。及时性对急性传染病暴发和突发公共卫生事件尤为重要,它将直接影响到干预的效果和效率。

5. 代表性(representativeness)　是指监测系统发现的公共卫生问题能在多大程度上代表目标人群的实际发生情况。缺乏代表性的监测信息可能导致卫生决策的失误和卫生资源的浪费。

6. 简单性(simplicity)　是指监测系统的资料收集、监测方法和系统运作简便易行,具有较高工作效率,省时且节约卫生资源。

7. 灵活性(flexibility)　是指监测系统能针对新的公共卫生问题、操作程序或技术要求进行及时的调整或改变的能力,以适应新的需要。

8. 阳性预测值(positive predictive value)　是指监测系统报告的病例中,真正的病例所占的比例。阳性预测值很低时,对假阳性病例的调查以及对非暴发或流行疫情的干预,将造成卫生资源的浪费,有时还可能引起恐慌。

9. 可接受性(acceptability)　是指监测系统各个环节的工作人员对监测工作的参与意愿程度,它由工作人员能否持续、及时地提供准确、完整的信息来反映。

10. 监测系统间的互联与共享性　建立监测系统间的互联与共享,可极大地提高各监测系统的工作效率和信息利用率,减少资源浪费。能否较为便捷地实现监测系统间的互联与共享,是评价监测系统效益的重要指标之一。

三、习题

(一)名词解释

1. 公共卫生监测
2. 主动监测
3. 被动监测
4. 哨点监测
5. 二代监测
6. 监测病例
7. 症状监测
8. 行为危险因素监测
9. 以实验室为基础的监测
10. 无关联匿名监测
11. 以案例为基础的监测
12. 自动预警技术

（二）填空题

1. 属于疾病监测体系的监测内容主要包括________、________、________和________。

2. 公共卫生监测中应用的现代信息技术主要有________、________、________和________。

3. 目前我国开展的症状监测主要有________、________和________等。

4. 公共卫生监测的基本步骤包括________、________、________和________。

5. 公共卫生监测系统的质量评价指标主要有________、________、________、________、________、________和________等。

6. 公共卫生监测系统的效益评价指标，除了卫生经济学指标（成本-效益等）外，主要还有________、________、________等。

（三）单项选择题

【A1 型题】

1. 公共卫生监测本身属于

A. 描述性研究　B. 分析性研究　C. 实验性研究
D. 理论性研究　E. 生态学研究

2. 公共卫生监测的目的**不包括**

A. 描述疾病分布　B. 预测疾病流行　C. 验证病因假设
D. 制订预防措施　E. 评价预防效果

3. 下列属于主要是以实验室为基础的监测的是

A. 法定传染病监测　B. 出生缺陷监测　C. 艾滋病哨点监测
D. 医院内感染监测　E. 流行性感冒监测

4. 对若干有代表性的地区和人群，按照统一的监测方案，定时、定点所开展的连续监测属于

A. 常规报告　B. 被动监测　C. 哨点监测
D. 主动监测　E. 症状监测

5. 下列**不属于**公共卫生监测系统的质量评价指标的是

A. 敏感性　B. 代表性　C. 及时性
D. 灵活性　E. 可接受性

6. 为了预测流感的流行动态，以中小学生缺课情况作为监测指标进行监测，这种监测方法属于

A. 哨点报告　B. 常规监测　C. 主动监测
D. 症状监测　E. 被动监测

7. 目前我国传染病疫情信息主要通过以下什么方式进行报告

A. 逐级上报　B. 定期报告　C. 网络直报

D. 电话报告　　E. 以上均可

8. 关于我国公共卫生监测的内容,**不正确**的是

A. 法定报告的 39 种传染病　　B. 突发公共卫生事件　　C. 群体性事件

D. 出生缺陷　　E. 医院感染

9. 传染病监测的内容**不包括**的选项是

A. 人群免疫水平　　B. 基因与遗传因素　　C. 病例的三间分布

D. 病原体的型别、耐药性等　　E. 动物宿主与媒介昆虫情况

10. 下列**不属于**症状监测的内容的是

A. 发热、腹泻　　B. 呼吸道症状　　C. 不良饮食习惯

D. 学校或单位的缺勤率　　E. 药店非处方药(如 VitC、感冒药等)的销售情况

11. 下列**不属于**公共卫生监测系统的效益评价指标的是

A. 成本效益　　B. 阳性预测值　　C. 可接受性

D. 灵活性　　E. 共享性

12. 下列**不属于**行为危险因素监测的是

A. 吸烟　　B. 酗酒　　C. 不良饮食习惯

D. 安全套使用　　E. 门诊患者就医情况

【B 型题】

(13~17 题共用备选答案)

A. 主动监测　　B. 被动监测　　C. 哨点监测

D. 以实验室为基础的监测　　E. 以医院为基础的监测

13. 我国有关出生缺陷的信息,主要来源于

14. 卫生防疫单位开展的传染病漏报调查属于

15. 全国各地对高危人群进行定点、定时、定量的 HIV 抗体监测属于

16. 我国的法定传染病监测属于

17. 对病原体或其他致病原因开展实验室检测的监测,属于

(18~20 题共用备选答案)

A. 37 种　　B. 39 种　　C. 24 种

D. 25 种　　E. 20 种

18. 目前我国法定报告的传染病的数量是

19. 属于严格管理的乙类传染病的数量是

20. 根据《国际卫生条例》(2005),WHO 规定的全球预警和应对的传染性疾病的数量是

(四)简答题

1. 公共卫生监测的主要内容有哪些?其目的和意义是什么?

2. 公共卫生监测的种类、方式及方法有哪些?

3. 公共卫生监测的基本程序有哪些?

4. 如何评价公共卫生监测系统?

四、参考答案

(一)名词解释

1. 公共卫生监测:是指长期、连续、系统地收集有关健康事件、卫生问题的资料,经过科学分析和解释后获得重要的公共卫生信息,并及时反馈给需要这些信息的人或机构,用以指导制定、完善和评价公共卫生干预措施与策略的过程。

2. 主动监测:是指根据特殊需要,上级单位专门组织调查收集资料。

3. 被动监测:是指下级单位常规地向上级机构报告监测资料,而上级单位被动地接受。

4. 哨点监测:是为了更清楚地了解某些疾病在不同地区、不同人群的分布以及相应的影响因素等,根据被监测疾病的流行特点,选择若干有代表性的地区和(或)人群,按统一的监测方案连续地开展监测。

5. 二代监测:在传统监测内容的基础上,增加行为学监测,主要是针对可以改变的行为危险因素。二代监测提供的信息更全面,从而可以更好地指导干预。

6. 监测病例:在大规模的监测工作中,常常需要确定一个统一的、可操作性强的监测标准,用这个监测标准定义的病例称为监测病例。

7. 症状监测:又称为综合征监测或症候群监测,是指通过长期、连续、系统地收集特定临床症候群或与疾病相关现象的发生频率,从而对某类疾病的发生或流行进行早期探查、预警和做出快速反应的监测方法。

8. 行为危险因素监测:指在一定的人群中针对某些事件或疾病的明确或可疑行为危险因素所开展的监测,所获得的信息能对相关疾病或公共卫生事件的发生进行一定程度的预测,并为制定相应干预措施提供重要依据。

9. 以实验室为基础的监测:主要是指利用实验室方法对病原体或其他致病因素所开展的监测。

10. 无关联匿名监测:当监测的目的仅仅是了解人群中某病的流行状况,而不是要发现具体的病例,此时可利用其他研究所收集的资料,在不识别个体的情况下开展监测,称为无关联匿名监测。

11. 以案例为基础的监测:是指以疾病预防控制系统为主的,联合临床医疗机构和其他健康保健单位对特殊的个案病例和聚集性病例的监测。统计疾病暴发的事件数常常比统计单个病例更容易，更实用。

12. 自动预警技术：利用数学模型和计算机信息技术，通过特定的算法确定预警阈值，自动探测发现可能的异常信息（高于阈值），从而发出预警信号，以便相关部门和可能受事件影响的人群及时做出响应。

（二）填空题

1. 传染病　慢性非传染病　医院感染　死因
2. 在线收集监测信息　网络直报　自动预警　地理信息系统
3. 流感样症状　发热症状　腹泻病症状
4. 数据收集　数据管理与分析　信息交流与反馈　信息利用
5. 完整性　敏感性　特异性　及时性　代表性　简单性　灵活性
6. 阳性预测值　可接受性　监测系统间的互联与共享功能

（三）单项选择题

【A1 型题】

1. A　2. C　3. E　4. C　5. E　6. D　7. C　8. C　9. B　10. C　11. D　12. E

【B 型题】

13. E　14. A　15. C　16. B　17. D　18. B　19. D　20. E

（四）简答题

1. 公共卫生监测的主要内容有哪些？其目的和意义是什么？

公共卫生监测是公共卫生实践的重要组成部分，监测内容一般包括疾病（传染病、慢性非传染性疾病）、医院感染、死因、行为危险因素、环境因素、预防接种副反应及药物不良反应等。

公共卫生监测主要有两大目的。一是描述与健康相关事件的分布特征和变化趋势，从而有助于解决以下问题：①定量评估公共卫生问题的严重性，确定主要公共卫生问题；②发现健康相关事件分布中的异常情况，及时调查原因并采取干预措施，有效遏制不良健康事件的发展和蔓延；③预测健康相关事件的发展趋势，正确估计卫生服务需求；④研究疾病的影响因素，确定高危人群，为制定有针对性的干预措施及合理有效的策略提供科学依据。二是评价公共卫生干预策略和措施的效果。由于公共卫生监测是连续、系统地进行观察，因此，疾病或相关事件的变化趋势可以为干预策略和措施的效果评价提供最直接和最可靠的依据。

2. 公共卫生监测的种类、方式及方法有哪些？

目前，公共卫生监测的种类主要包括疾病监测（传染病监测与慢性非传染病监测）、医院感染监测、死因监测、症状监测、行为及行为危险因素监测以及环境、食品与营养、药物不良反应等其他公共卫生监测。

监测方式包括主动监测、被动监测、常规报告、哨点监测、无关联匿名监测等，其体系又包括以人群为基础、以医院为基础和以实验室为基础的监测。公共卫生监测中越来越多地应用了计算机网络技术、地理信息系统等现代信息技术,这使监测信息的收集、整理、分析、传递、反馈等更加便捷,从而大大提高了监测系统的工作效率,使公共卫生策略的制定和干预措施的实施更加及时。

3. 公共卫生监测的基本程序有哪些?

公共卫生监测的程序,包括资料收集、资料管理与分析、信息交流与反馈和信息利用 4 个基本过程。

(1)系统收集资料,主要包括:人口学资料、人群疾病发病或死亡的资料、实验室检测的病原学和血清学资料、危险因素调查资料、干预措施记录资料、专题调查报告、其他有关资料,如气象资料等。

(2)管理和分析资料:资料管理是指对收集到的原始资料认真核对、整理,同时了解其来源和收集方法,以保证资料的完整性和准确性。因为错误或不完整的资料是无法用统计学技术来纠正的。资料分析是指利用统计学技术把各种数据转变为有关的指标并加以解释,进而揭示出所监测公共卫生问题的分布特征、变化规律及趋势、影响因素等。

(3)信息的交流与反馈:监测信息可以定期发放,利用互联网来发布信息,是近年来公共卫生监测的新发展。信息反馈是把公共卫生监测和公共卫生干预连接起来的桥梁,监测系统必须建立反馈信息的渠道,使所有应该了解信息的单位和个人都能及时获得,以便迅速对公共卫生问题作出反应。信息反馈分为纵向和横向两个方向。

(4)信息的利用:通过监测获得的信息可以用来描述公共卫生问题的分布特征、确定流行的存在、预测流行的趋势、评价干预的效果,为开展公共卫生活动提供决策的依据。充分利用监测信息,及时制定公共卫生策略,并采取有效的干预措施是公共卫生监测的最终目的。

4. 如何评价公共卫生监测系统?

对公共卫生监测系统的质量评价,包括完整性、敏感性、特异性、及时性、代表性、简单性、灵活性等多个方面;对其效益的评价,除了卫生经济学的成本-效益、成本效用与成本-效果分析外,还有阳性预测值、可接受性以及监测系统间的互联与共享性等指标。

对监测系统除了进行上述质量和效益的评价外,还可对其职能进行评价。监测系统的职能包括两方面,一是核心职能,二是支持职能。

(王 蓓)

第十一章

传染病流行病学

一、学习目标

1. 掌握　传染病流行过程的概念;三个基本环节及影响因素;免疫规划及其评价。

2. 熟悉　传染病的传染过程,预防与控制传染病的策略和措施。

3. 了解　全球和我国的传染病流行概况。

二、重点和难点内容

(一)传染病的传染过程

传染过程(infectious process)是指病原体进入宿主机体后,与机体相互作用、相互斗争的过程。

1. 病原体(pathogen)　指能够引起宿主致病的各种生物。

2. 宿主(host)　指在自然条件下能被传染性病原体寄生的人或动物。

3. 传染过程的结局可以通过感染谱反映。感染谱(spectrum of infection)是指宿主对病原体传染过程反应的轻重程度。

(二)传染病的流行过程

流行过程(epidemic process)指病原体从传染源排出,经过一定的传播途径,侵入易感者机体而形成新的感染,并不断发生、发展的过程。流行过程必须具备传染源、传播途径和易感人群三个基本环节。此外,传染病的流行过程还受到自然因素和社会因素的影响。

1. 基本环节

(1)传染源(source of infection):指体内有病原体生长、繁殖,并能排出病原体的人和动物。

1)患者:患者体内存在大量病原体,又具有某些有利于病原体排出的临床症状。患者是重要的传染源。患者排出病原体的整个时期称为传染期。传染期的长短可影响疾病的流行特征。传染期是决定传染病患者隔离期限的重要依据。

①潜伏期(incubation period)指从病原体侵入机体到最早临床症状或体征出现的这段时间。

潜伏期的流行病学意义及用途为:根据潜伏期的长短判断患者受感染的时间,用于追溯传染源和确定传播途径;根据潜伏期的长短确定接触者的留验、检疫和医学观察期限;根据潜伏期的长短确定免疫接种的时间;根据潜伏期来评价防制措施的效果;潜伏期的长短会影响疾病的流行特征。

②临床症状期(clinical stage)指患者出现特异性临床症状和体征的时期,是传染性最强的时期。

③恢复期(convalescence period)的患者一般不再具有传染性。但有些传染病(如乙型肝炎、痢疾等)患者在恢复期仍可排出病原体。

2)病原携带者(carrier):包括带菌者、带毒者和带虫者。病原携带者作为传染源的意义取决于携带者的类型、排出病原体的数量及持续时间、携带者的职业、行为习惯、生活环境、活动范围和卫生防疫措施等。

3)受感染的动物:脊椎动物与人类之间可以自然传播的疾病称为人畜共患疾病(zoonosis)。人畜共患疾病可分为以动物为主的人畜共患疾病、以人为主的人畜共患疾病、人畜并重的人畜共患疾病、真性人畜共患疾病。

(2)传播途径(route of transmission):指病原体从传染源排出后,侵入新的易感宿主前,在外环境中所经历的全过程。

1)经空气传播(air-borne transmission):包括经飞沫、飞沫核和尘埃传播。

经空气传播的传染病流行特征为:①传播途径容易实现,传播广泛,发病率高;②有明显的季节性,冬春季高发;③在没有免疫预防的人群中,发病呈周期性;④居住拥挤和人口密度大的地区高发。

2)经水传播(water-borne transmission):包括饮用水传播和疫水接触传播。

经饮用水传播所致传染病的流行特征为:①病例分布与供水范围一致,有饮用同一水源史;②除哺乳婴儿外,发病无年龄、性别、职业差别;③如果水源经常受到污染,则病例终年不断;④停用污染水源或采取消毒、净化措施后,暴发或流行即可平息。

经疫水接触传播所致传染病的流行特征为:①患者有接触疫水史;②发病有地区、季节和职业分布差异;③大量易感者进入疫区,可引起暴发或流行;④加强个人防护和对疫水采取措施对控制疾病传播有效。

3)经食物传播(food-borne transmission):经食物传播的传染病的流行特征为:①患者有进食相同食物史,不食者不发病;②患者的潜伏期短,一次大量污染可引起暴发;③停止供应污染食物后,暴发或流行即可平息;④如果食物被多次污染,暴发或流行可持续较长的时间。

4)经接触传播(contact transmission):包括直接接触传播(direct contact transmission)和间接接触传播(indirect contact transmission)。

直接接触传播指在没有外界因素参与下,易感者与传染源直接接触而导致的疾病传播。

间接接触传播指易感者接触了被病原体污染的物品所造成的传播,又称为日常生活接触传播。间接接触传播传染病的流行特征为:①病例多呈散发,但可在家庭或同住者之间传播而呈现家庭和同住者中病例聚集的现象;②卫生条件差、卫生习惯不良的人群中病例较多。

5)经节肢动物传播(arthropod-borne transmission):包括机械携带(mechanical vector)和生物学传播(biological vector)。传播媒介是蚊、蝇、蜱、螨、跳蚤等节肢动物。

经节肢动物传播的传染病的流行特征为:①有一定的地区性,病例与传播媒介的分布一致;②有明显的季节性,病例消长与传播媒介的活动季节一致;③某些传染病具有职业分布特征,如森林脑炎常见于伐木工人和野外作业者;④有一定的年龄差异,老疫区儿童病例较多,新疫区病例的年龄差异不明显。

6)经土壤传播(soil-borne transmission):经土壤传播传染病的流行病学意义取决于病原体在土壤中的存活时间、人与土壤的接触机会、个人卫生习惯和劳动条件等。

7)医源性传播(iatrogenic transmission):指在医疗或预防工作中,由于未能严格执行规章制度和操作规程,人为地造成某些传染病的传播。

8)垂直传播(vertical transmission):指在怀孕期间和分娩过程中,病原体通过母体直接传给子代,包括经胎盘传播、上行性传播和分娩时传播。

(3)易感人群:人群作为一个整体对传染病的易感程度称为人群易感性(herd susceptibility)。人群对于传染病病原体的侵入和传播的抵抗力称为人群免疫力(herd immunity),可以用人群中免疫人口所占比例来衡量。

引起人群易感性升高的主要因素包括:①新生儿增加;②易感人口迁入;③免疫人口减少;④新型病原体出现或病原体变异。导致人群易感性降低的主要因素包括:①预防接种;②传染病流行。

2. 疫源地(epidemic focus) 疫源地指传染源及其排出的病原体向周围播散所能波及的范围。形成疫源地需有传染源和病原体能够持续传播的条件。疫源地的范围大小主要取决于传染源的存在时间和活动范围、传播途径的特点及周围人群的免疫状况。

疫源地的消灭必须具备下列条件:①传染源被移走(住院、死亡或移至他处)或不再排出病原体(治愈);②通过各种措施消灭了传染源排到外环境中的病原体;③传染源周围的所有易感接触者经过该病最长潜伏期没有出现新病例或新感染者。

3. 影响因素

(1)自然因素:对流行过程的三个基本环节都有影响,以气候和地理因素的影响较为显著。

自然疫源性疾病呈现的地方性和季节性特点,主要与气候、地理因素对动物传染源的影响有关。虫媒传染病的媒介生物地理分布、季节消长、活动能力等受自然因素的制约。自然因素可通过影响人类的生活习性和机体抵抗力等而改变传染病的流行特征。

(2)社会因素:包括人类的一切活动。与自然因素相比,社会因素对传染病流行过程的影响更大:①生产和生活条件对传染病有明显的影响;②生活方式、风俗习惯、宗教信仰等因素也可影响流行过程;③医疗卫生条件对传染病有着重要作用;④人口流动加速了传染病的传播;⑤经济危机、战争或动乱、难民潮等因素促进了传染病的传播和蔓延;⑥抗生素和杀虫剂的滥用使病原体和传播媒介耐药性日益增强;⑦政府对传染病预防与控制的重视程度直接影响传染病的流行与蔓延。

(三)传染病的预防控制措施

1. 传染病监测　WHO 规定的国际监测传染病为流行性感冒、脊髓灰质炎、疟疾、流行性斑疹伤寒和回归热等 5 种,我国根据国情增加了登革热。我国法定报告传染病为 3 类 39 种,其中甲类 2 种、乙类 26 种、丙类 11 种。

2. 针对传染源的措施

(1)对患者的措施:早发现、早诊断、早报告、早隔离、早治疗。

甲类传染病患者、按甲类管理的乙类传染病(传染性非典型肺炎和炭疽中的肺炭疽)患者必须予以隔离治疗,隔离期根据医学检查结果确定;疑似患者确诊前必须在指定场所单独隔离治疗。

乙类或丙类传染病患者应根据病情采取必要的隔离和治疗;疑似患者应根据病情采取必要的治疗或控制传播措施。

(2)对病原携带者的措施:甲类传染病及按甲类管理的乙类传染病的病原携带者予以隔离治疗。

(3)对接触者的措施:凡与传染源有过密切接触并可能受感染者应在指定场所进行留验、医学观察和采取其他必要的预防措施。

(4)对动物传染源的措施:根据感染动物对人类的危害程度和经济价值,采取隔离治疗、捕杀、焚烧、深埋等措施。

3. 针对传播途径的措施　主要是针对传染源污染的环境采取有效措施消除或杀灭病原体。不同传播途径的传染病要采用不同的措施。

(1)消毒(disinfection):采用化学、物理、生物等方法消除或杀灭外界环境中病原体的一种措施,可分为预防性消毒和疫源地消毒。

1)预防性消毒(preventive disinfection):在没有发现明确传染源的情况下,对可能被传染病病原体污染的场所和物品进行消毒。

2)疫源地消毒(disinfection of epidemic focus):对现有或曾经有传染源存在的场所进行消毒。其目的是消灭传染源排出的病原体。疫源地消毒可分为随时消毒(current disinfection)和终末消毒(terminal disinfection)。

（2）杀虫：也可分为预防性杀虫和疫源地杀虫，后者又分为随时杀虫和终末杀虫。

4. 针对易感人群的措施包括预防接种、药物预防和个人防护等。

5. 传染病暴发、流行时的紧急措施。

（四）免疫规划及其效果评价

1. 免疫规划指根据国家传染病防制规划，使用有效疫苗对易感人群进行预防接种所制定的规划、计划和策略，按照国家或者省、自治区、直辖市确定的疫苗品种、免疫程序或者接种方案，在人群中有计划地进行预防接种，提高人群的免疫水平，达到预防、控制和消灭相应传染病的目的。

2. 免疫规划的内容

（1）在乙肝疫苗、卡介苗、脊髓灰质炎疫苗、百白破疫苗、麻疹疫苗、白破疫苗等6种国家免疫规划疫苗的基础上，以无细胞百白破疫苗替代百白破疫苗，将甲肝疫苗、流脑疫苗、乙脑疫苗、麻腮风疫苗纳入国家免疫规划，对适龄儿童进行常规接种。

（2）在重点地区对重点人群进行出血热疫苗接种。

（3）在重点地区对高危人群实施炭疽疫苗和钩体疫苗应急接种。

3. 免疫程序（immunization schedules）

4. 免疫规划的效果评价

（1）免疫学效果评价：通过测定接种后人群抗体阳转率、抗体平均滴度和抗体持续时间来评价免疫学效果。

（2）流行病学效果评价：可采用随机双盲对照的现场试验结果来计算疫苗保护率和效果指数。

（3）免疫规划管理评价：主要考核指标包括建卡率、疫苗合格接种率、国家免疫规划疫苗覆盖（全程接种）率等。

三、习题

（一）名词解释

1. 传染过程　　2. 流行过程
3. 传染源　　4. 潜伏期
5. 传播途径　　6. 垂直传播
7. 外潜伏期　　8. 人群易感性
9. 人群免疫力　　10. 疫源地
11. 预防性消毒　　12. 随时消毒
13. 终末消毒　　14. 免疫规划
15. 冷链

（二）填空题

1. 传染病病原体与致病相关的主要特征有______、______、______、______。

2. 传染病的流行过程必须具备______、______、______三个基本环节。传染病的流行过程受到______和______的影响和制约。

3. 传染病传播途径主要有______、______、______、______、______、______、______。

4. 疫源地范围大小主要取决于______、______、______。

5. 针对易感人群的传染病预防措施有______、______、______。

6. 我国法定报告传染病分为甲、乙、丙类共计______种，甲类有______种，包括______、______；乙类有______种；丙类有______种。

（三）单项选择题

【A1 型题】

1. 病原体进入宿主机体，并与之相互作用的过程是
   A. 传播过程　B. 传染过程　C. 传染期
   D. 流行过程　E. 隔离期

2. 传染病传染性最强的时期是
   A. 潜伏期　B. 易感期　C. 亚临床期
   D. 临床症状期　E. 恢复期

3. 病原体更换宿主的过程为
   A. 传播机制　B. 传染过程　C. 流行过程
   D. 感染过程　E. 持续感染

4. 病原携带者作为传染源意义的大小，主要取决于
   A. 所携带病原体的型别、毒力
   B. 排出病原体数量的多少
   C. 病原携带者的职业、生活行为及社会活动范围
   D. 有无间接排出病原体
   E. 携带病原体时间的长短

5. 下列不是人畜共患疾病的是
   A. 钩端螺旋体病　B. 伤寒　C. 结核病
   D. 阿米巴痢疾　E. 血吸虫病

6. 有季节性升高，并以儿童多见的传染病，传播途径是
   A. 经水传播　B. 经食物传播　C. 经接触传播

D. 经空气传播　　E. 经土壤传播

7. 孕妇患风疹后,可能引起胎儿先天性畸形,此种传播方式称为

A. 空气传播　　B. 医源性传播　　C. “Z”型传播

D. 水平传播　　E. 垂直传播

8. 以下不是经接触传播所致传染病的流行特征的选项是

A. 加强传染源管理,严格消毒制度,注意个人卫生可以减少传播

B. 病例一般呈散发和家庭聚集性

C. 流行过程缓慢,全年均可发病,无明显季节性高峰

D. 个人卫生习惯不良和卫生条件差的地区发病较多

E. 有明显的季节性和地区性特点

9. 很多呼吸道疾病存在周期性流行的现象,其主要原因是

A. 易感者积累　　B. 自然环境有周期性变化　　C. 人口流动

D. 发病率变动　　E. 疫苗接种

10. 下列因素中,不是造成疾病季节性流行的因素是

A. 接触机会增加　　B. 病原体繁殖高峰　　C. 传播途径易于实现

D. 宿主动物繁殖高峰　　E. 虫媒繁殖高峰

11. 构成传染病流行过程的基本单位是

A. 疫点　　B. 疫区　　C. 疫源地

D. 传染源　　E. 社区

12. 下列可以抑制传染病流行的情况是

A. 人群人口数增加　　B. 人群易感性升高

C. 人群易感性降低　　D. 人群免疫力降低

E. 易感人群迁入

13. 目前我国的国际监测传染病包括

A. 鼠疫、流行性斑疹伤寒、回归热

B. 鼠疫、回归热、疟疾、流行性斑疹伤寒、霍乱

C. 流行性感冒、脊髓灰质炎、疟疾、流行性斑疹伤寒、回归热、登革热

D. 脊髓灰质炎、流行性感冒、流行性斑疹伤寒、回归热、黄热病

E. 鼠疫、霍乱、黄热病、流行性感冒、回归热、疟疾

14. 乙类传染病中,采取甲类传染病的预防控制措施的疾病是

A. 艾滋病、人感染高致病性禽流感

B. 艾滋病、狂犬病

C. 艾滋病、肺炭疽

D. 传染性非典型肺炎、肺炭疽

E. 传染性非典型肺炎、人感染高致病禽流感

15. 对病原携带者采取的防疫措施有

A. 早发现、早诊断、早报告、早隔离、早治疗

B. 在指定场所进行医学观察、隔离、治疗和送检病原学标本

C. 收留在指定场所进行观察,限制活动,进行诊断治疗

D. 在饮食、服务、托幼机构工作的病原携带者永久调离工作岗位

E. 艾滋病、乙型肝炎和疟疾的病原携带者严禁做献血员

16. 预防肠道传染病的综合措施中,主要措施是

A. 治疗患者　B. 隔离带菌者　C. 切断传播途径

D. 预防接种　E. 接触者预防服药

17. 切断传播途径的措施不包括的选项是

A. 灭鼠措施　B. 消毒措施　C. 环境卫生措施

D. 饮食卫生措施　E. 杀虫措施

18. 不属于预防性消毒的方法是

A. 饮水加氯消毒　B. 食具煮沸消毒

C. 剧场空气消毒　D. 生活用水消毒

E. 对痢疾患者每次所排粪便进行消毒

19. 病原体不需要终末消毒的疾病是

A. 流感　B. 甲肝　C. 鼠疫

D. 霍乱　E. 结核

20. 人工自动免疫使用的制剂不包括

A. 脊髓灰质炎活疫苗　B. 丙种球蛋白　C. 卡介苗

D. 麻疹活疫苗　E. 白喉类毒素

【A2 型题】

21. 某公司数人在某家甜品店食用雪糕后感染痢疾,同时疾病预防控制中心从雪糕中分离到痢疾杆菌,从而确定雪糕是

A. 传染源　B. 传播途径　C. 传播媒介

D. 传播方式　E. 传播因素

22. 某村庄在 2016 年 6~7 月发生了细菌性痢疾的流行,在出现单个流行高峰后,接着出现

一批病例，表现为流行曲线的拖尾现象，这往往是由于

A. 同源传播后继之以接触传播　　B. 连续传播后继之以同源传播

C. 通过接触疫水传播　　D. 通过接触生物媒介传播

E. 生物媒介传播和接触疫水传播同时存在

23. 某个社区在2016年开展了流感疫苗接种，全社区7500名居民中接种者5400人，截至2016年底，该社区共发生流感病例300人，其中90例发生在接种者中，210例发生在未接种者中，接种组流感发病率为1.7%，未接种组为10%，两组发病相差5.9倍，此结论

A. 正确，该疫苗对预防流感有很好的效果

B. 不正确，未进行统计学检验

C. 不正确，接种组和未接种组不是随机抽样的样本

D. 不正确，疫苗没有产生高的免疫效价

E. 不正确，两组人数不等

24. 为评价甲型H1N1流感亚单位疫苗的效果，将377名研究对象随机分为疫苗接种组和对照组，检测血清H1N1抗体作为判断感染的标准，接种人数及感染H1N1的资料如下：

组别	接种人数	感染 H1N1 人数
试验组	199	8
对照组	178	35
合计	377	43

该亚单位疫苗对H1N1流感的保护率是

A. 20.2%　　B. 22.4%　　C. 79.6%

D. 35.6%　　E. 15.9%

25. 针对24题的题干和数据，该疫苗对H1N1流感的效果指数是

A. 4.9　　B. 2.9　　C. 5.9

D. 0.8　　E. 0.6

【B型题】

（26~28题共用备选答案）

A. 潜伏期　　B. 前驱期　　C. 传染期

D. 临床症状期　　E. 恢复期

26. 决定传染病患者隔离期限长短的主要依据是

27. 确定接触者检疫期限长短的主要依据是

28. 免疫接种时间的确定是根据

(29~31 题共用备选答案)

A. 流感　　B. 麻疹　　C. 狂犬病

D. 脊髓灰质炎　　E. 甲型病毒性肝炎

29. 以隐性感染为主的传染病是

30. 以显性感染为主的传染病是

31. 大部分感染者以死亡为结局的传染病是

(32~34 题共用备选答案)

A. 甲类　　B. 乙类　　C. 丙类

D. A 类　　E. B 类

32. 人感染高致病性禽流感属于法定报告传染病中的

33. 登革热属于法定报告传染病中的

34. 手足口属于法定报告类传染病中的

(35~37 题共用备选答案)

A. 1 小时　　B. 2 小时　　C. 6 小时

D. 12 小时　　E. 24 小时

35. 发现甲类传染病的病因或疑似患者,网络报告时限为

36. 发现乙类传染病的肺炭疽、传染性非典型肺炎的患者,网络报告时限为

37. 对其他乙、丙类传染病患者和疑似患者,网络报告时限为

(38~40 题共用备选答案)

A. 终末消毒　　B. 经常性消毒　　C. 随时消毒

D. 预防性消毒　　E. 化学消毒

38. 饭店的碗筷每次用后都进行消毒,该措施属于

39. 某菌痢患者已住院隔离,疾病预防控制中心于 12 小时内派人前往患者家,对患者的接触物品、餐具及周围环境进行彻底消毒,该措施属于

40. 某甲肝患者居家隔离,对其家中的床单、被罩等日常生活用品进行消毒,该措施属于

(四) 简答题

1. 如何认识传染病潜伏期的流行病学意义?

2. 经空气传播的传染病的流行特征有哪些?

3. 经饮水传播的传染病的流行特征有哪些?

4. 经食物传播的传染病的流行特征有哪些?

5. 经节肢动物传播的传染病的流行特征有哪些?

6. 简述影响人群易感性的因素。

7. 试述自然因素和社会因素对传染病流行过程的影响。

8. 简述人群易感性与人群免疫力对传染病防治工作的意义。

9. 疫源地消除条件包括哪些方面?

10. 简述我国免疫规划的内容。

11. 简述免疫规划的效果评价指标。

四、参考答案

(一)名词解释

1. 传染过程:病原体进入宿主机体后,与机体相互作用、相互斗争的过程。

2. 流行过程:病原体从传染源排出,经过一定的传播途径,侵入易感者机体而形成新的感染,并不断发生、发展的过程。

3. 传染源:体内有病原体生长、繁殖,并能排出病原体的人和动物。包括传染病患者、病原携带者和受感染的动物。

4. 潜伏期:从病原体侵入机体到最早临床症状或体征出现的这段时间。

5. 传播途径:病原体从传染源排出后,侵入新的易感宿主前,在外环境中所经历的全过程。

6. 垂直传播:垂直传播是指在怀孕期间和分娩过程中,病原体通过母体直接传给子代。包括经胎盘传播、上行性传播和分娩时传播。

7. 外潜伏期:在传染病经节肢动物生物学传播中,从吸血节肢动物吸入病原体到具有传染性的这段时间。

8. 人群易感性:人群作为一个整体对传染病的易感程度。人群易感性的高低取决于该人群中易感者所占的比例。

9. 人群免疫力:人群对于传染病病原体的侵入和传播的抵抗力,可以用人群中免疫人口所占比例来衡量。

10. 疫源地:传染源及其排出的病原体向周围播散所能波及的范围。

11. 预防性消毒:在没有发现明确传染源的情况下,对可能被传染病病原体污染的场所和物品进行消毒。

12. 随时消毒:当传染源还在疫源地时,对其排泄物、分泌物、被污染的物品及场所进行的及时消毒。

13. 终末消毒:当传染源痊愈、死亡或离开后对疫源地进行的彻底消毒,从而清除传染源所播散在外界环境中的病原体。

14. 免疫规划:根据国家传染病防制规划,使用有效疫苗对易感人群进行预防接种所制定的规划、计划和策略,按照国家或者省、自治区、直辖市确定的疫苗品种、免疫程序或者接种方案,在人群中有计划地进行预防接种,提高人群的免疫水平,达到预防、控制和消灭相应传染病的目的。

15. 冷链:为保证疫苗从疫苗生产企业到接种单位运转过程中的质量而装备的储存、运输冷藏设施、设备。

(二)填空题

1. 传染力 致病力 毒力 抗原性

2. 传染源 传播途径 易感人群 自然因素 社会因素

3. 经空气传播 经水传播 经食物传播 经接触传播 经媒介节肢动物传播 经土壤传播 医源性传播 垂直传播

4. 传染源的存在时间和活动范围 传播途径的特点 周围人群的免疫状况

5. 预防接种 药物预防 个人防护

6. 39 2 鼠疫 霍乱 26 11

(三)单项选择题

【A1 型题】

1. B 2. D 3. A 4. C 5. B 6. D 7. E 8. E 9. A 10. C 11. C 12. C 13. C 14. D 15. E 16. C 17. A 18. E 19. A 20. B

【A2 型题】

21. C 22. A 23. B 24. C 25. A

【B 型题】

26. C 27. A 28. A 29. D 30. B 31. C 32. B 33. B 34. C 35. B 36. B 37. E 38. D 39. A 40. C

(四)简答题

1. 如何认识传染病潜伏期的流行病学意义?

潜伏期的流行病学意义为:①根据潜伏期的长短判断患者受感染的时间,用于追溯传染源和确定传播途径;②根据潜伏期的长短确定接触者的留验、检疫和医学观察期限;③根据潜伏期的长短确定免疫接种的时间;④根据潜伏期来评价防制措施的效果。采取一项预防措施之后,如果发病数经过一个潜伏期明显下降,则可认为该措施可能有效;⑤潜伏期的长短会影响疾病的流行特征。

2. 经空气传播的传染病的流行特征有哪些?

经空气传播的传染病的流行特征为:①传播途径容易实现,传播广泛,发病率高;②有明显的季节性,冬春季高发;③在没有免疫预防人群中,发病呈周期性;④居住拥挤和人口密度大的地区高发。

3. 经饮水传播的传染病的流行特征有哪些?

经饮水传播的传染病的流行特征为:①病例分布与供水范围一致,有饮用同一水源史;②除哺乳婴儿外,发病无年龄、性别、职业差别;③如果水源经常受到污染,则病例终年不断;④停用污染水源或采取消毒、净化措施后,暴发或流行即可平息。

4. 经食物传播的传染病的流行特征有哪些?

经食物传播的传染病的流行特征为:①患者有进食相同食物史,不食者不发病;②患者的潜伏期短,一次大量污染可引起暴发;③停止供应污染食物后,暴发或流行即可平息;④如果食物被多次污染,暴发或流行可持续较长的时间。

5. 经节肢动物传播的传染病的流行特征有哪些?

经节肢动物传播的传染病的流行特征为:①有一定的地区性,病例与传播媒介的分布一致;②有明显的季节性,病例消长与传播媒介的活动季节一致;③某些传染病具有职业分布特征,如森林脑炎常见于伐木工人和野外作业者;④有一定的年龄差异,老疫区儿童病例较多;新疫区病例的年龄差异不明显。

6. 简述影响人群易感性的因素。

使人群易感性升高的主要因素包括:①新生儿增加;②易感人口迁入;③免疫人口减少;④新型病原体出现或病原体变异。

使人群易感性降低的主要因素包括:①预防接种;②传染病流行。

7. 试述自然因素和社会因素对传染病流行过程的影响。

传染病流行过程的传染源、传播途径和易感者三个环节均受到自然因素和社会因素的影响。自然因素方面,气候、地理因素可造成自然疫源性疾病的地方性和季节性,主要与气候、地理因素对动物传染源的影响有关;虫媒传染病受自然因素影响最为明显。媒介生物的地理分布、季节消长、活动能力以及病原体在媒介生物体内的发育、繁殖等均受自然因素的制约;自然因素还可以通过影响人类的生活习性和机体抵抗力等而改变传染病的流行特征。

社会因素方面,生产和生活条件对传染病有明显的影响;生活方式、风俗习惯、宗教信仰等因素也可影响流行过程;医疗卫生条件对传染病有着重要作用;人口流动加速了传染病的传播;经济危机、战争或动乱、难民潮等因素促进了传染病的传播和蔓延;抗生素和杀虫剂的滥用使病原体和传播媒介耐药性日益增强;政府对传染病预防与控制的重视程度直接影响传染病的流行与蔓延。

8. 简述人群易感性与人群免疫力对传染病防治工作的意义。

人群易感性是影响传染病流行的重要因素。在引起传染病流行的其他条件不变的情况下,人群易感性高则传染病易于发生和传播;反之,当人群免疫力足够高时,免疫人口不仅自身不发病,而且能够在人群中形成免疫屏障,阻断或终止传染病的流行。因此,可以通过预防接种提高人群免疫力、降低人群易感性来预防控制传染病的流行。

9. 疫源地消除条件包括哪些方面?

疫源地的消灭必须具备下列条件:①传染源被移走(住院、死亡或移至他处)或不再排出病原体(治愈);②通过各种措施消灭了传染源排到外环境中的病原体;③传染源周围的所有易感接触者经过该病最长潜伏期没有出现新病例或新感染者。当同时具备这三个条件时,针对疫源地的各种防疫措施可以结束。

10. 简述我国免疫规划的内容。

我国免疫规划的内容包括:在乙肝疫苗、卡介苗、脊髓灰质炎疫苗、百白破疫苗、麻疹疫苗、白破疫苗等6种国家免疫规划疫苗基础上,以无细胞百白破疫苗替代百白破疫苗,将甲肝疫苗、流脑疫苗、乙脑疫苗、麻腮风疫苗纳入国家免疫规划,对适龄儿童进行常规接种;在重点地区对重点人群进行出血热疫苗接种;在重点地区对高危人群实施炭疽疫苗和钩体疫苗应急接种。

11. 简述免疫规划的效果评价指标。

免疫规划的效果评价包括免疫效果、流行病学效果和免疫规划管理3个方面。免疫学效果评价指标包括预防接种后人群抗体阳转率、抗体平均滴度和抗体持续时间。流行病学效果评价指标包括疫苗保护率和效果指数。免疫规划管理评价指标包括建卡率、疫苗合格接种率、国家免疫规划疫苗覆盖(全程接种)率等。

(刘 丽 杨 翌)

第十二章

慢性病流行病学

一、学习目标

1. 掌握　慢性病的基本概念；慢性病的健康和社会经济影响；慢性病的主要危险因素。

2. 熟悉　慢性病的预防策略与措施。

3. 了解　主要慢性病及其危险因素的流行特征。

二、重点和难点内容

（一）概述

1. 基本概念　慢性非传染性疾病（noncommunicable diseases，NCDs），简称慢性病，常常表现为病因复杂，起病隐匿，病程长且病情迁延不愈。相比传染病而言，慢性病不会发生人与人之间的传播。但是，某些慢性病的病因中包括感染性因素，或由慢性传染性疾病演变而来。

2. 慢性病的健康影响　慢性病是导致全球和我国人群死亡和疾病负担的主要病种。主要的四大类慢性病包括：心血管疾病（cardiovascular diseases，CVDs）（如缺血性心脏病、脑卒中等）、恶性肿瘤、呼吸系统疾病[如慢性阻塞性肺疾病（chronic obstructive pulmonary disease，COPD）和哮喘]、糖尿病。

3. 慢性病的社会经济影响　慢性病的治疗、康复和残疾照料等对个人、家庭、社会和医疗卫生系统都形成了巨大的压力。慢性病对社会经济的影响也是巨大的，既包括个人、家庭和社会为了解决慢性病问题而产生的巨额医疗卫生支出，也包括由于疾病、残疾和过早死亡而导致的生产力的损失。慢性病对贫困人口以及更大范围的社会弱势群体的影响更大，可加剧社会中的健康不平等（inequalities in health）。

4. 慢性病的主要危险因素　遗传、年龄、性别是很多慢性病风险的影响因素，但是，这些是不可改变的因素。而公共卫生更关注可实施干预、可改变的因素。目前公认的导致四类主要慢性病的最重要的、共同的、可改变的四大行为危险因素是：吸烟（包括二手烟暴露）、过量饮酒、不健康的膳食习惯（如蔬菜、水果摄入不足，过多摄入食盐、加工肉类、含糖饮料等）、少体力活动。

这些行为危险因素可进一步通过机体代谢性、生理性改变，如高血压、超重、高血脂、高血糖等，增加慢性病风险。

除上述行为和生理性危险因素外，某些有害的环境和职业暴露、感染性病原体也可以增加慢性病风险。另外，从更宏观的角度来看，人口老龄化，快速的城镇化进程但又缺乏合理的规划，不健康生活方式的全球化，这些都是加剧发展中国家慢性病负担的根本原因。

（二）预防策略与措施

1. 主要预防策略 本章第九节中讲解的疾病预防策略与措施适用于慢性病的预防。在慢性病的预防中特别强调三级预防中的根本预防（primordial prevention）、生命全程策略（life-course approach）以及以个体为基础的高危策略和以人群为基础的全人群策略的整合。慢性病防控应该是政府主导、多部门协作、全社会参与的系统工程，围绕着导致人群疾病负担的主要慢性病的共同的、可改变的危险因素，一方面建立支持性的环境，为个体创造健康生活的公平的机会，使个体有机会做出健康的选择；另一方面，提高个体的健康素养，使个体有能力做出健康的选择并改善健康。另外，通过初级卫生保健方法提供有效的临床预防服务和疾病管理，减少对更高昂治疗费用的需要。

2. 国内外相关规划 WHO 制定了《全球非传染性疾病预防与控制行动计划 2013-2020》。2017 年 1 月，国务院批准公布了《中国防治慢性病中长期规划（2017-2025 年）》。这些国内外相关规划中设定了慢性病中长期防治的目标和主要策略。

3. 主要措施 WHO 通过循证的方法确定了一组“最划算”的干预措施，即非常经济有效，且可行性好，投入低，适合在低收入和中等收入国家中实施，既包括针对危险因素的人群水平上的措施，也包括针对主要慢性病的个体水平上的措施。

三、习题

（一）名词解释

慢性病

（二）填空题

1. 影响人群健康的主要的四大类慢性病包括______、______、______、______。

2. 目前公认的导致四类主要慢性病的最重要的、共同的、可改变的四大行为危险因素是______、______、______、______。

（三）单项选择题

【A1 型题】

1. 以下**不是**可改变的慢性病危险因素的选项是

A. 吸烟　B. 过量饮酒　C. 乙肝病毒感染

D. 工作环境中的致癌物暴露　E. 衰老

2. 以下**不是**《全球非传染性疾病预防与控制行动计划 2013-2020》的重要原则的选项是

A. 慢性病防治应尽早,从青年开始是最佳时机

B. 慢性病防控策略和实践应遵循循证的方法

C. 实现健康广覆盖

D. 保护公共政策、防控策略等不会受到任何形式既定利益的不恰当的影响

E. 关注健康的社会决定因素,减少健康不平等

3. 以下与《中国防治慢性病中长期规划(2017-2025 年)》中提出的策略**不完全相符**的是

A. 加强健康教育,控制个体危险因素

B. 实施早诊早治,降低高危人群发病风险

C. 强化规范诊疗,提高治疗效果

D. 统筹社会资源,创新驱动健康服务业发展

E. 增强科技支撑,促进监测评价和研发创新

【B 型题】

(4~6 题共用备选答案)

A. 禁止烟草广告、促销和赞助

B. 减少加工食品中的食盐添加

C. 全面禁止使用反式脂肪

D. 接种乙肝疫苗

E. 在社区脑卒中高危人群中开展颈动脉超声筛查

4. **不是** WHO 推荐的“最划算”的干预措施的是

5. 属于“根本预防”措施的是

6. WHO 推荐的针对主要慢性病的个体水平上的干预措施的是

(四) 简答题

简述慢性病可能导致的社会经济影响。

四、参考答案

(一) 名词解释

慢性病:即慢性非传染性疾病,简称慢性病,常表现为病因复杂,起病隐匿,病程长且病情迁延不愈。相比传染病而言,慢性病不会发生人与人之间的传播。但是,某些慢性病的病因中包括感染性因素,或由慢性传染性疾病演变而来。

（二）填空题

1. 心血管疾病 恶性肿瘤 呼吸系统疾病 糖尿病

2. 烟草暴露 过量饮酒 不健康的膳食习惯 少体力活动

（三）单项选择题

【A1 型题】

1. E 2. A 3. A

【B 型题】

4. E 5. C 6. D

（四）简答题

简述慢性病可能导致的社会经济影响。

慢性病的治疗、康复和残疾照料等对个人、家庭、社会和医疗卫生系统都形成了巨大的压力。慢性病对社会经济的影响也是巨大的，既包括个人、家庭和社会为了解决慢性病问题而产生的巨额医疗卫生支出，也包括由于疾病、残疾和过早死亡而导致的生产力的损失。慢性病对贫困人口以及更大范围的社会弱势群体的影响更大，可加剧社会中的健康不平等。

（吕 筠）

第十三章

伤害流行病学

一、学习目标

1. 掌握　伤害流行病学的研究内容、研究方法及伤害的预防策略和干预措施。

2. 熟悉　伤害的定义、分类和伤害的分布特征及其影响因素。

3. 了解　伤害流行病学的重要性以及研究进展。

二、重点和难点内容

(一)伤害的概念

伤害:凡因能量(机械能、热能、化学能等)的传递或干扰超过人体的耐受性造成组织损伤,或窒息导致缺氧,影响了正常活动,需要医治或看护,称为伤害。

(二)伤害的分类

根据研究目的的不同,伤害的分类方法主要有以下几种。

1. 按照造成伤害的意图分类

(1)故意伤害(intentional injuries):指有目的有计划地自害或加害于他人所造成的伤害,近年来倾向于将这一类伤害统称为暴力(violence)。

(2)非故意伤害(unintentional injuries):指无目的(无意)造成的伤害,主要包括车祸、跌落、烧烫伤、中毒、溺水、切割伤、动物叮咬、医疗事故等。

2. 按照伤害的性质分类

(1)国际疾病分类(international classification of diseases,ICD):这是目前国际上较公认的和客观的伤害分类方法。ICD-10 中对伤害的分类有两种体系:根据伤害发生的部位进行分类(S00-T98)、根据伤害发生的外部原因或性质进行分类(V01-Y98)。

(2)国际伤害外部原因分类(international classification of external causes of injury,ICECI):ICECI 可以在专业领域提供更加细节的分类,常被急诊部门、诊所、住院部、专案研究和调查、专门的死亡登记系统采用。

(3)中国疾病分类(Chinese classification of disease,CCD):根据CCD确定的损伤与中毒的外因分类是我国原卫生部于1987年参照ICD-9分类的标准,并结合我国实际制订的。

(三)伤害发生的原因及影响因素

依据伤害的能量交换模型,伤害发生的原因包括能量、宿主和环境三个方面。

1. 致病因子　能量的异常交换或在短时间内暴露于大剂量的能量都会导致伤害的发生。易引起伤害的能量有:动能、热能、电能、辐射能、化学能等。

2. 宿主　宿主的条件和耐受性将影响伤害的发生与否以及严重程度,宿主对能量交换的耐受性取决于多种因素,既有个人内在因素如性别、年龄、种族、职业、收入水平等,也包括外在的因素如疲劳、醉酒等。

3. 环境　影响伤害发生的环境因素主要包括社会、自然、生产和生活环境。社会环境主要强调社会支持环境,自然环境中的气象条件是伤害发生的重要影响因素,而生活环境最易被忽视,但对伤害的发生却有重要影响。

(四)伤害的流行特征

1. 全球的流行特征　据世界卫生组织估计,每年全球伤害造成的死亡约500万人,1500万人遗留不同程度的功能障碍,800万人终生残疾。2013年的资料显示,全球伤害总死亡率约为66.9/10万。

(1)地区分布:总体上来说发展中国家的伤害死亡率高于发达国家。

(2)年龄分布:不同年龄人群伤害的发生率与死亡率有着各自不同的分布特点。

(3)时间分布:随着危险职业从业人员的减少和自动化程度的提高,以及交通工具和道路等的安全性能的提高等,发达国家的职业性伤害和道路交通伤害的发生有逐步下降的趋势,但总体伤害死亡率下降不明显。

2. 我国的流行特征　中国社区人群伤害的年发生率在16.1%~21.9%,伤害导致2.17%~4.51%暂时性失能和0.13%~1.1%残疾。

(1)地区分布:城市与农村的伤害死亡均排在死因顺位的第5位,农村明显高于城市,东、中、西部依次递增。

(2)人群分布:因伤害死亡的男性约是女性的2倍,男性和女性均以交通事故致死居首位;而不同年龄阶段,主要的伤害致死原因各异。

(3)时间分布:2000~2008年间伤害死亡率总体呈下降趋势。其中,以自杀率的下降比例最高,将近一半。

(五)伤害流行病学的重要性

1. 伤害是人类的主要死亡原因之一,在各国的死因顺位排列中,伤害位居第4~5位。

2. 伤害是威胁劳动力人口健康与生命的主要原因,伤害的潜在减寿年数(potential years of

life lost,PYLL)占全部 PYLL 的 24%。

3. 伤害具有常见、多发、死亡率高、致残率高的特点。

（六）伤害的流行病学研究

1. 资料收集　主要包括死亡资料和发病资料。

2. 测量指标

(1)伤害发生率:指单位时间内(通常是年)伤害发生的人数与同期人口数之比,是进行伤害研究与监测常用的指标。

$$伤害发生率=\frac{某人群发生伤害的人数(或人次数)}{同期该人群的平均人口数}\times 1000‰$$

(2)伤害死亡率:指因伤害致死的频率。可以计算伤害的总死亡率,也可以按照伤害的种类计算分年龄、性别等人群特征的死亡率。

$$伤害死亡率=\frac{某人群因伤害死亡的人数(或人次数)}{同期该人群的平均人口数}\times 100000/10万$$

(3)潜在减寿年数(potential years of life lost,PYLL):指人们由于伤害未到预期寿命而过早死亡所损失的寿命年数。

(4)伤残调整寿命年(disability-adjusted life years,DALY):指从发病(发生伤害)到死亡(或康复)所损失的全部健康生命年。

3. 伤害监测　阐明伤害类型-人群-时间分布的特点和趋势,寻找与环境、人群和成本-效益相关的伤害预防与控制方法,确定与特定地点、人群相关的伤害发生类型,并结合 Haddon 模型对伤害控制进行系统评价,从根本上减少伤害的发生。

（七）伤害的预防与控制

1. 预防策略

(1)三级预防:从公共卫生的角度,可将伤害预防策略分为三级预防。一级预防包括全人群策略、高危人群策略和健康促进策略。二级预防的目的是降低伤害的发生率及其严重程度。三级预防指伤害已经发生后,控制伤害的结果。

(2)主动干预与被动干预:伤害预防策略依据宿主的行为分为主动干预和被动干预。被动干预相比主动干预更具成效,因为后者需要宿主采取行动,且花费时间。实践中应将两种策略结合以达到更好地控制伤害的目的。

(3)Haddon 伤害预防的十大策略

(4)“5E”伤害预防综合策略:教育预防策略、环境改善策略、工程策略、强化执法策略和评估策略干预。

2. 预防措施

(1)四步骤公共卫生方法:①监测问题是什么;②确定风险因素;③制定和评估干预措施;④实施如何完成。

(2)Haddon 模型:根据伤害发生的阶段,Haddon 提出按伤害发生前、发生中和发生之后三个阶段进行针对性的预防。

(3)安全社区:指具有针对所有人、环境和条件的积极的安全和伤害预防项目,其宗旨是为了整合社区资源,开展各类伤害预防和安全促进活动,最大限度地降低各类伤害的发生。

三、习题

(一)名词解释

1. 伤害流行病学(injury epidemiology)
2. 伤害(injury)
3. 伤害监测(injury surveillance)
4. 主动干预(active intervention)
5. 安全社区(security community)

(二)填空题

1. 依据伤害的能量交换模型,伤害发生的原因包括:____、____和______三个方面。

2. 伤残调整寿命年包括两部分:________________和________________。

3. 伤害的一级预防可通过如下策略实现:________、________和________。

4. “5E”伤害预防综合策略包括:__________、__________、__________、__________和__________。

(三)单项选择题

【A1 型题】

1. 下面对伤害和意外事故的阐述准确的有

A. 意外事故包括伤害　B. 伤害包括意外事故　C. 意外事故可以引起伤害
D. 意外事故是无意识的伤害　E. 意外事故与伤害无关

2. 影响伤害发生的环境**不包括**

A. 社会环境　B. 自然环境　C. 生活环境
D. 生产环境　E. 工作环境

3. 目前评价疾病负担的最佳指标是

A. 伤残调整寿命年　B. 伤害死亡率　C. 伤害发生率
D. 潜在减寿年数　E. 粗死亡率

4. 下面关于伤害分布特征正确的有

A. 伤害死亡中男性比例低于女性

B. 儿童、青少年伤害死亡呈下降趋势

C. 总体上发达国家的伤害死亡高于发展中国家

D. 自杀是我国农村地区伤害死亡的首要原因

E. 发达国家的职业性伤害和道路交通伤害的发生有逐渐上升的趋势

5. 下列**不是**全球伤害的流行病学分布特征的选项是

A. 全球死亡的1/10是伤害致死　　B. 伤害死亡的高发年龄为15~59岁

C. 伤害死亡中女性占2/3　　D. 伤害的死亡原因主要是交通事故等

E. 儿童、青少年伤害死亡呈上升趋势

6. 下列**不属于**伤害干预措施的是

A. 美国一些州规定使用安全带

B. 保险公司以低价安装烟雾报警器来防止火灾

C. 设计汽车时注意急救药品及有关器械贮存器

D. 保险公司减少配额使人们提高安全意识

E. 通过宣传教育普及安全知识

7. 为预防伤害,美国一些州规定为儿童设置特殊座,属于

A. 工程策略　　B. 教育预防策略　　C. 强制执法策略

D. 环境改善策略　　E. 评估策略

8. 下列属于非故意伤害的有

A. 自残　　B. 溺水自杀　　C. 强奸

D. 医疗事故　　E. 家庭暴力

9. 常用的伤害危险因素研究方法**不包括**

A. 病例对照研究　　B. 队列研究　　C. 社区干预研究

D. 捕获-标记-再捕获法　　E. 动物实验

10. 下列关于发展中国家与发达国家在各种伤害的发展趋势上表述**错误**的有

A. 发达国家的道路交通伤害有逐年下降的趋势

B. 发达国家的总体伤害死亡率下降不明显

C. 发达国家的职业性伤害有逐年下降的趋势

D. 发展中国家的道路交通伤害有逐年下降的趋势

E. 总体上发达国家的伤害死亡低于发展中国家

11. 下列关于我国伤害的流行病学特征正确的有

A. 城市伤害死亡的原因依次为:非故意跌落、交通事故、自杀

B. 农村伤害死亡的原因依次为:溺水、自杀、交通事故

C. 1~17 岁年龄段的首位伤害死因是溺水

D. 60 岁及以上老年人群的首位伤害死因是自杀

E. 伤害死亡的时间变化趋势主要表现在交通事故的持续下降

12. 下面属于预防策略中的主动干预的是

A. 在车辆设计中改善刹车

B. 安全气囊的使用

C. 提高道路的安全性

D. 父母把有危害的药品放置到对儿童安全的地方

E. 使用安全药盒

13. 下面**不属于**伤害预防策略三级预防中的一级预防的是

A. 开展伤害预防的健康教育　　B. 现场紧急救助

C. 交通安全法律　　D. 有毒物品的安全盖

E. 游泳池周围设立栅栏

（四）简答题

1. 简述伤害的常用测量指标。

2. 简述伤害所造成的主要危害。

3. 试从人口学和心理行为来分析伤害宿主的流行病学特征。

4. 试述伤害的预防策略。

5. 简述伤害流行病学研究的意义。

6. 简述伤害预防四步骤公共卫生方法。

四、参考答案

（一）名词解释

1. 伤害流行病学(injury epidemiology):是运用流行病学原理和方法描述伤害的发生频率及其分布,分析伤害发生的原因及危险因素,提出干预和防制措施,并对措施效果进行评价的一门流行病学分支学科。

2. 伤害(injury):由于运动、热量、化学、电或放射线的能量交换,在机体组织无法耐受的水平上,所造成的组织损伤或由于窒息而引起的缺氧称为伤害。

3. 伤害监测(injury surveillance):指长期不间断地收集不同人群伤害的发生、死亡、伤残和经济损失等资料,其主要目的是阐明伤害类型-人群-时间分布的特点和趋势,掌握何人、何时、何地和如何发生伤害等详细资料,旨在用于寻找与环境、人群和成本-效益相关的伤害预防与控制方法,确定与特定地点、特点人群相关的伤害发生类型,并结合 Haddon 模型对伤害控制进行系统评价,从根本上减少伤害的发生。

4. 主动干预(active intervention):主动干预要求宿主采取措施使干预奏效,它要求人们改变某种行为,并且必须记住在每次暴露于危险行为时要实施安全行为。安全带、头盔的应用即为主动干预的范例。

5. 安全社区(security community):指具有针对所有人、环境和条件的积极的安全和伤害预防项目,并且作为国家制定的包括政府、卫生服务机构、志愿者组织、企业和个人等共同参与的工作网络的地方社区。

(二)填空题

1. 能量 宿主 环境

2. 因早死所致生命年损失 疾病所致的伤残引起的健康生命损失年

3. 全人群策略 高危人群策略 健康促进策略

4. 教育预防策略 环境改善策略 工程策略 强化执法策略 评估策略干预

(三)单项选择题

【A1 型题】

1. C 2. E 3. A 4. D 5. C 6. D 7. C 8. D 9. E 10. D 11. C 12. D 13. B

(四)简答题

1. 简述伤害的常用测量指标。

(1)伤害发生率:指单位时间内(通常是年)伤害发生的人数与同期人口数之比,是进行伤害研究与监测常用的指标。

(2)伤害死亡率:指因伤害致死的频率。可以计算伤害的总死亡率,也可以按照伤害的种类计算分年龄别、性别等人群特征的死亡率。

(3)潜在减寿年数:指由于伤害未能活到平均期望寿命而过早死亡,失去为社会服务和生活的时间,用死亡时实际年龄与期望寿命之差,即某原因致使未到预期寿命而死亡所损失的寿命年数来表示。

(4)伤残调整寿命年:指从发病(发生伤害)到死亡(或康复)所损失的全部健康生命年。包括:因早死所致 PYLL 和疾病所致的伤残引起的健康生命损失年(YLLD)两部分。

2. 简述伤害所造成的主要危害。

(1)伤害是人类的主要死亡原因之一。

(2)伤害是威胁劳动力人口健康与生命的主要原因。

(3)伤害具有常见、多发、死亡率高、致残率高的特点。

(4)伤害所造成的直接和间接经济损失巨大。

3. 试从人口学和心理行为来分析伤害宿主的流行病学特征。

(1)人口学特征:年龄、性别、种族、职业、收入水平等。

(2)心理行为特征:饮酒、安全带、心理因素等。

4. 试述伤害的预防策略。

(1)三级预防:①一级预防:全人群策略、高危人群策略、健康促进策略;②二级预防;③三级预防。

(2)主动干预和被动干预。

(3)Haddon 伤害预防的十大策略。

(4)"5E"伤害预防综合策略。

5. 简述伤害流行病学研究的意义。

(1)摸清我国伤害发生的频率、种类和分布,为探索我国伤害发生、发展的规律和寻找伤害原因提供科学线索。

(2)收集、整理和分析我国伤害的发生率、死亡率、PYLL 和动态变化资料,建立全国或地区性伤害监测系统,为伤害防制策略、措施的制定及其效果评价提供科学依据。

(3)进行伤害原因或影响因素的研究,寻找各类伤害的主要危险因素。进而有针对性地开展伤害的防制工作。

(4)利用伤害流行病学研究成果,开展相应的伤害干预研究,为降低伤害发生率、致残率和死亡率,保护劳动力人口健康,提高人群健康素质做出贡献。

(5)减少伤害造成的直接和间接社会经济负担,为我国经济发展和社会进步保驾护航。

6. 简述伤害预防四步骤公共卫生方法。

(1)就问题的规模、特点、范围和后果,在地方、国家和国际层面搜集数据。

(2)确认问题的原因,以及提高或降低个人遭遇问题的风险因素,并察看如何来修正这些因素。

(3)基于第一步和第二步获得的信息,设计、实施、监控和评估旨在预防问题的干预措施。

(4)分发关于干预有效性的信息;在更大规模上实施有效的干预措施;评估更大规模干预工作的成本有效性。

(苏 虹 叶冬青)

第十四章

突发公共卫生事件流行病学

一、学习要求

1. 掌握　突发公共卫生事件流行病学的定义、特征与分类；突发公共卫生事件的流行病学调查步骤及其注意的问题。

2. 熟悉　突发公共卫生事件的风险评估内容和风险评估过程，应急反应机制；突发公共卫生事件的处置。

3. 了解　突发公共卫生事件的分期、分级。

二、重点和难点内容

（一）突发事件和突发公共卫生事件的定义和分类

1. 突发事件（emergency events）　指突然发生，造成或者可能造成严重社会危害，需要采取应急处置措施予以应对的事件。

突发事件主要分为以下四类：自然灾害、事故灾难、社会安全事件和公共卫生事件。

2. 突发公共卫生事件（emergency public health events）　突然发生，造成或者可能造成社会公众健康严重损害的事件。

突发公共卫生事件主要分为以下四类：重大传染病疫情、群体不明原因疾病、重大食物和职业中毒以及其他严重影响公众健康的事件。

（二）突发公共卫生事件的特征

1. 突发性　多为突然发生，很难事先知道事件发生的时间、地点；其次事件的形成常需要一个过程，开始时其危害范围和程度较小，对其蔓延范围和发展速度、趋势和结局很难预测。

2. 准备和预防的困难性　事件产生的原因、进展速度、波及范围、发展趋势和危害程度等各方面都无序可寻，难以准确预测和把握其态势。

3. 表现呈多样性　引起公共卫生事件的因素众多，因此表现形式呈多样性。

4. 处置和结局的复杂性　事件本身或是所造成的伤害，表现形式各具特色，无法照章办事；

且事件是随着事态的发展而演变的，造成处置和结局的复杂性。

5. 群体性 事件涉及的主体具有群体性和社会性，其影响也是广泛的、全球性的。

6. 后果的严重性 可造成人群的健康和生命损害、对经济的影响以及扰乱社会稳定和国家安全。

（三）突发公共卫生事件的分期

1. 潜伏期 即突发公共卫生事件发生前的前兆期或酝酿期。

2. 暴发期 即事件发生期。

3. 处理期 即事件控制期。

4. 恢复期 即事件平息期。

（四）突发公共卫生事件的分级

根据突发公共卫生事件的性质、危害程度和涉及范围，突发公共卫生事件可划分为四级：特别重大（Ⅰ级）、重大（Ⅱ级）、较大（Ⅲ级）和一般（Ⅳ级）。

（五）突发事件造成的公共卫生问题

1. 生态环境破坏

2. 水源污染

3. 食品污染

4. 媒介生物滋生

5. 传染病流行

（六）突发公共卫生事件的风险评估

1. 风险评估的内容

（1）事件的类型和性质：首先要明确事件的类型和性质，是重大传染病暴发流行，还是群体不明原因疾病，或是食物和职业中毒事件等。

（2）发展趋势分析：一是充分利用事件的基线资料和监测资料；二是考虑事件监测、报告系统的运行质量和数据质量；三是考虑卫生资源配置和专业人员素质与数量；四是充分认识事件的性质。

（3）影响范围及严重程度：包括当前影响、后续影响和潜在危害，分析影响和危害一定要综合考虑生理、心理和社会因素。

（4）防控措施效果评价：在事件调查处置过程中要评价防治措施的有效性，可从社会效益、经济效益，以及具体措施的实施效果等方面进行评价。

（5）事件分级和启动响应：对当前发生的事件进行分级，以决定是否启动相应的应急响应。启动响应时必须考虑反应适度的问题。

2. 风险评估的过程

（1）风险识别：识别方法包括现场调查法、风险损失清单法、因果图法、事故树法和幕景分析法等。

(2)风险分析:分析方法包括定性分析、半定量分析、定量分析或以上方法的组合。

(3)风险评价:评价方法包括风险矩阵法、风险度评价、核查表评价和直方图评价等。

(七)突发公共卫生事件的流行病学调查

1. 开展流行病学研究的意义

(1)查明原因

(2)控制疾病进一步发展,终止暴发或流行

(3)提高疾病的监测能力

2. 暴发调查突发公共卫生事件常以疾病暴发或聚集性疫情的形式出现,其基本步骤如下。

(1)准备和组织:周密的准备和组织可以从以下几方面入手:①区域的确定和划分;②人员的选择;③技术支持;④物资准备与后勤保障;⑤实验室支持。

(2)核实诊断:通过检查病例、查阅病史及实验室检验结果进行综合分析后做出判断。

(3)确定暴发的存在:仔细核查信息的真实性,排除疫情被人为夸大和缩小的可能性。确认暴发后分析其性质和严重程度,做好暴发控制的准备和组织工作。

(4)病例定义:制定病例定义主要是确定发现病例的统一标准,使发现的病例具有可比性,并符合突发公共卫生事件调查的要求。病例定义一般可分为疑似病例、临床诊断病例(可能病例)和实验室确诊病例。

(5)病例发现与核实:发现病例需要利用多种途径,如询问、调查和利用现有的疾病监测系统。发现患者后,积极进行救治和隔离,并保护和密切观察与患者有密切接触者。

(6)描述疾病的三间分布:描述疾病的时间分布、地区分布和人群分布,从而发现高危人群及防制重点,为疾病防控提供依据;还能描述某些因素与疾病之间的关联,以逐步建立病因假设。

(7)建立假设及验证假设:根据调查获得的数据和信息产生假设,暴发调查的成功与否取决于假设质量的高低。建立假设后,就需要用病例对照研究和队列研究来检验和验证假设,干预效果评价也是验证假设的手段。

(8)完善现场调查:为使现场调查更加完善,需进行更详细的调查,用多种方法调查高危人群,以期发现更多的病例,并力求发现准确、真实的受累人群。

(9)实施控制措施:现场调查的最终目的是为了采取预防控制措施,防止疾病的发生与流行。需要特别注意的是,实施控制措施与现场调查应同步进行。

(10)总结报告:在我国《突发公共卫生事件管理信息系统》中报告突发公共卫生事件,一般包括初次报告、进程报告和结案报告。

3. 暴发调查应注意的问题

(1)调查与控制同步进行

(2)充分运用法律武器

(3)伦理道德问题

(4)广泛合作

(5)媒体沟通

(八)突发公共卫生事件的处置

1. 信息收集与报告信息收集、信息报告范围与标准。

2. 现场卫生学评价

(1)评价目的

(2)评价对象与内容

(3)资料收集

(4)评价报告

3. 传染病防控

(1)患者隔离与疫区划分

(2)疫源地消毒

(3)病媒生物控制

(4)个人防护

4. 其他处置

(1)医疗救治

(2)食品、饮用水卫生措施

(3)环境卫生处理

(4)卫生知识宣传和风险沟通

(5)心理援助

三、习题

(一)名词解释

1. 突发事件(emergency events) 2. 突发公共卫生事件(emergency public health events)

3. 暴发调查(outbreak investigation)

(二)填空题

1. 根据《中华人民共和国突发事件应对法》,突发事件主要分为以下四类:________、________、________和________。

2. 突发公共卫生事件的分期包括:________、______、______和________。

3. 根据突发公共卫生事件的性质、危害程度和涉及范围,突发公共卫生事件可划分为四级:

__________、__________、__________和__________。

4. 现场调查中的病例定义应包括________信息、______信息和______信息。

（三）单项选择题

【A1 型题】

1. 下列属于自然灾害的有

A. 火山爆发　B. 疟疾　C. 食物中毒

D. 流行性乙型脑炎　E. 飞机失事

2. 严重突发公共卫生事件的最初，最紧迫的任务是

A. 搞好紧急情况下的公共卫生管理　B. 对病员进行及时的诊断和救治

C. 寻求合作和援助　D. 稳定群众情绪

E. 突发公共卫生事件平息后的工作

3. 突发公共卫生事件的分级包括

A. 特别重大、重大、较大和一般四级

B. 重大、较大和一般三级

C. 黄色预警、橙色预警和红色预警三级

D. 蓝色预警、黄色预警、橙色预警和红色预警四级

E. 特别严重、较严重和一般三级

4. 国务院公布施行《突发公共卫生事件应急条例》的时间是

A. 1988 年 2 月　B. 1989 年 2 月　C. 2002 年 5 月

D. 2003 年 5 月　E. 2003 年 9 月

5. 实时发布预警消息，协助群众做好应对准备属于突发公共卫生事件分期中的

A. 潜伏期　B. 暴发期　C. 打击期

D. 处理期　E. 恢复期

6. 突发事件的潜伏期的工作内容**不包括**

A. 制定预案

B. 建立健全各种突发事件的预防策略和措施

C. 建立与维护预警系统和紧急处理系统

D. 训练救援人员

E. 总结报告

7. 以下**不属于**人为事故的是

A. 生物恐怖　B. 校园火灾　C. 毒气泄漏

D. 瓦斯爆炸　E. 流行性感冒

8. 下列不属于疾病暴发的是

A. 生物恐怖　　B. 性传播疾病　　C. 麻疹流行

D. 急性血吸虫病　　E. 登革热

9. 分析传染源和传播途径属于暴发调查程序中的

A. 暴发的核实　　B. 准备和组织　　C. 现场调查

D. 资料整理　　E. 确认暴发终止

10. 下列属于自然灾害的有

A. 洪水泛滥　　B. 核反应堆泄漏　　C. 食物中毒

D. 森林脑炎　　E. 毒气泄漏

11. 用流行病学方法研究突发公共卫生事件的意义和重要性,下列说法正确的是

A. 利用流行病学的疾病监测技术,建立突发事件监测网,对突发事件实施连续监测,有助于获得我国各类突发事件的基线资料,以了解突发事件的流行状况和把握突发事件的流行形势

B. 运用流行病学的调查分析方法及分析的思维逻辑,对突发事件进行调查研究,有助于从宏观的角度来掌握突发事件在我国的流行特征,分析突发事件的分布和影响因素;有助于尽快查明突发事件的发生原因、发展规律,评估突发事件造成的危害及带来的需求

C. 采用流行病学方法,不但能动态观察各个地区突发公共卫生事件的发生频率和处理情况,还能够评价各个地区突发公共卫生事件的防制水平,进而调整全国突发公共卫生事件的工作重点

D. 以流行病学的策略和措施指导突发事件的预防和应急准备,有助于各地区根据自身特点和实际情况,选择合适的预防策略、应对预案和援救措施,从而提高我国突发事件的预防和处理能力

E. 以上都是

12. 在突发公共卫生事件流行病学调查方法中,暴发调查是其中的一个基本形式,而现场调查更是核心,下列不是现场调查的内容的是

A. 三间分布调查　　B. 个案调查　　C. 区域的确定和划分

D. 病原体检测　　E. 病例定义

13. 常用的风险评价方法不包括

A. 风险矩阵法　　B. 风险度评价　　C. 核查表评价

D. 直方图评价　　E. 主观评价

14. 人传播人模式的流行曲线特点是

A. 快速上升,快速下降

B. 开始阶段病例数较多,然后病例缓慢降低

C. 快速上升,缓慢下降

D. 开始阶段病例数较少,然后病例缓慢增加

E. 发病高峰过后,曲线缓慢下降

15. 不属于突发公共卫生事件的主要特征的是

A. 突发公共卫生事件的发生一般是难以预测的

B. 地点分布各异

C. 时间分布各异

D. 有后期效应

E. 具有绝对性

(四)简答题

1. 简述突发事件造成的公共卫生问题。
2. 简述流行病学方法研究突发公共卫生事件的意义和重要性。
3. 简述突发公共卫生事件的主要特征。
4. 简述突发公共卫生事件常用的风险评估方法。
5. 简述突发公共卫生事件现场调查的不同阶段的病例定义原则。
6. 简述暴发调查应注意的问题。

四、参考答案

(一)名词解释

1. 突发事件(emergency events):指突然发生,造成或者可能造成严重社会危害,需要采取应急处置措施予以应对的自然灾害、事故灾难、公共卫生事件和社会安全事件。

2. 突发公共卫生事件(emergency public health events):指突然发生,造成或者可能造成社会公众健康严重损害的重大传染病疫情、群体不明原因疾病、重大食物和职业中毒以及其他严重影响公众健康的事件。

3. 暴发调查(outbreak investigation):指对集体单位或某一地区在较短时间内集中发生许多同类患者时所进行的调查。

(二)填空题

1. 自然灾害 事故灾难 社会安全事件 公共卫生事件
2. 潜伏期 暴发期 处理期 恢复期
3. 特别重大(Ⅰ级) 重大(Ⅱ级) 较大(Ⅲ级) 一般(Ⅳ级)

4. 流行病学信息 临床信息 实验室检查

（三）单项选择题

【A1 型题】

1. A 2. B 3. A 4. D 5. A 6. E 7. E 8. A 9. D 10. A 11. E 12. C 13. E 14. D 15. E

（四）简答题

1. 简述突发事件造成的公共卫生问题。

突发事件造成的公共卫生问题主要包括：生态环境破坏、水源污染、食品污染、媒介生物滋生、传染病流行。

2. 简述流行病学方法研究突发公共卫生事件的意义和重要性。

（1）利用流行病学的疾病监测技术，建立突发公共卫生事件的监测网，对突发公共卫生事件实施连续监测，有助于获得我国各类突发公共卫生事件的基线资料，了解我国突发公共卫生事件的流行状况，把握我国突发公共卫生事件的流行形势。

（2）运用流行病学的调查方法及分析的思维逻辑，对突发公共卫生事件进行调查研究，有助于从宏观的角度掌握突发公共卫生事件在我国的流行特征，分析突发公共卫生事件的时间分布、地点分布和影响因素，有助于尽快查明突发公共卫生事件的发生原因、发展规律，评估突发公共卫生事件造成的危害及引发的需求。

（3）以流行病学的策略和措施指导突发公共卫生事件的预防和应急准备，有助于各地区根据自身特点和实际情况，选择合适的预防策略、应对预案和援救措施，从而提高我国突发公共卫生事件的预防和处理能力。

3. 简述突发公共卫生事件的主要特征。

（1）突发性：多为突然发生，很难事先知道事件发生的时间、地点；其次事件的形成常需要一个过程，开始时其危害范围和程度较小，对其蔓延范围和发展速度、趋势和结局很难预测。

（2）准备和预防的困难性：事件产生的原因、进展速度、波及范围、发展趋势和危害程度等各方面都无序可寻，难以准确预测和把握其态势。

（3）表现呈多样性：引起公共卫生事件的因素众多，因此表现形式呈多样性。

（4）处置和结局的复杂性：事件本身或是所造成的伤害，表现形式各具特色，无法照章办事；且事件是随着事态的发展而演变的，造成处置和结局的复杂性。

（5）群体性：事件涉及的主体具有群体性和社会性，其影响也是广泛的、全球性的。

（6）后果的严重性：可造成人群的健康和生命损害、对经济的影响以及扰乱社会稳定和国家安全。

4. 简述突发公共卫生事件常用的风险评估方法。

突发公共卫生事件常用的风险评估方法有:现场调查法、风险损失清单法、因果图法、事故树法和幕景分析法等。

5. 简述突发公共卫生事件现场调查的不同阶段的病例定义原则。

定义病例时最好运用简单和客观的方法。现场调查早期应使用较敏感的病例定义,以便发现更多的病例;调查中期建议使用较特异的病例定义(临床诊断病例和实验室确诊病例),以便应用病例对照研究和队列研究进行病因的研究;调查后期或调查结束后,应建立监测用的病例定义,以便进行进一步监测,评估突发事件控制措施的效果。

6. 简述暴发调查应注意的问题。

(1)调查与控制同步进行

(2)充分运用法律武器

(3)伦理道德问题

(4)广泛合作

(5)媒体沟通

(苏 虹 叶冬青)

第十五章

精神卫生流行病学

一、学习目标

1. 掌握　精神卫生流行病学和精神卫生的概念、常用的患病率指标、精神障碍的主要危险因素、精神卫生测量工具的选择原则。

2. 熟悉　精神卫生流行病学主要研究内容和测量工具的评价内容。

3. 了解　精神卫生流行病学研究中的常用测量工具、精神障碍的防制策略。

二、重点和难点内容

（一）精神卫生流行病学相关概念

1. 精神卫生流行病学（mental health epidemiology）　是近年来发展起来的流行病学的一个新分支，由传统的流行病学和精神病学、行为科学、社会学、心理学等学科交叉融合而成。精神卫生流行病学是研究精神障碍及与精神健康有关的状态在人群中发生、发展的原因和分布规律，从而制定预防和控制精神障碍，以及保障、促进精神健康的策略和措施，并评价其效果的流行病学分支科学。

2. 精神卫生（mental health）　是指对精神障碍患者进行广泛的防治，积极地采取对策，改善他们的处境和待遇，促进其康复，减少复发率；同时为患者自身及他人的安全实行必要的监护，对广大社会阶层和成员进行有关知识的宣传和普及，去除偏见，争取同情和支持，以及培训专业人员，开展有关的社会调查，推动各种社会保健工作。

3. 精神障碍（mental disorder）　是指在各种生物、心理、社会环境等不良因素的影响下，大脑功能失调，导致以人的认知、情感和意志行为等精神活动出现不同程度的障碍为临床表现的一组疾病，如精神分裂症、抑郁症、焦虑症和药物依赖等。精神障碍的诊断标准一般包括症状标准、严重程度标准、病程标准和排除标准四个部分，只有同时满足这四个标准才能诊断为精神障碍。

4. 社会精神病学（social psychiatry）　社会精神病学是一门研究社会因素在精神疾病的产

生、治疗、预防中的作用和利用社会因素促进精神健康的科学。

5. 社会心理流行病学(psychosocial epidemiology)　是研究社会心理特征的人群分布及其影响因素,探索干预手段及评价其效果的流行病学的一个分支。

(二)精神卫生流行病学研究中常用的患病率指标

1. 终生患病率(lifetime prevalence)　是指调查对象中,一生中患有研究疾病者所占的比例,调查症状出现的时间范围为"有生以来"。

2. 12个月患病率(12-month prevalence)　是指调查对象中,在过去12个月内患有研究疾病者所占的比例,调查症状出现的时间范围为"过去12个月"或"过去1年"。

3. 30天患病率(30-day prevalence)　是指调查对象中,在过去30天内患有研究疾病者所占的比例,调查症状出现的时间范围为"过去30天"或"过去1个月"。

(三)精神卫生流行病学主要研究内容

1. 精神障碍的三间分布描述　精神障碍的患病率研究及其影响因素分析对于精神障碍的防治和精神卫生资源的合理配置具有重要意义。阐明精神障碍的分布特征和规律以及疾病负担的大小是精神卫生流行病学研究的重要内容。

2. 精神障碍的结局及疾病负担　通过研究精神障碍患者的结局,可以描述其病程变化情况,了解治疗方案对精神障碍患者预后的影响,为精神卫生政策的制订提供科学依据。

3. 精神障碍的病因学研究　精神障碍的病因学研究可以从临床研究、社会心理学研究和流行病学等多个学科角度进行。从流行病学的角度进行精神障碍的病因学研究,主要是采用流行病学的研究设计,从人群的角度研究暴露与精神障碍之间的关联,进而提供病因线索、检验或验证病因假设。目前对于精神障碍的病因学研究主要集中在以下几个方面。

(1)生物学因素:影响精神障碍的主要生物学因素大致可以分为遗传、感染、躯体疾病、创伤、营养不良、毒物等因素,部分中枢神经递质、神经营养因子、激素和神经肽等也参与了精神障碍的发病过程。

(2)心理、社会因素:如应激性生活事件、压力、人格特征、情感状态、种族、父母的养育方式、性别、社会阶层、社会经济状况、文化宗教背景、人际关系等均构成影响精神疾病的心理、社会因素。

4. 精神障碍的防制策略研究　精神障碍的防制策略研究主要集中在干预措施和防制效果评价、精神卫生服务模式研究、精神卫生服务资源的数量和配置情况研究、精神卫生服务需求、现有精神卫生服务资源的利用情况以及存在哪些未被满足的服务需求等主要问题。同时还应包括精神障碍防制的方法和理论的研究、精神卫生相关法规与政策的制订等重要方面。这些研究结果对于卫生行政部门制订精神卫生政策和合理配置精神卫生资源具有重要意义。如专科医院与门诊的建设、专业人员队伍的培养以及非专业队伍的参与等。

（四）测量工具的选择与评价

1. 测量量表的选择 精神卫生流行病学研究的关键是如何正确的对测量人群的精神状态和严重程度做出测量和评价。精神卫生流行病学广泛地应用心理学理论和测量方法来研究人群的精神障碍和精神卫生状况，这是本学科的特殊研究方法。目前用于精神卫生流行病学研究的工具至少有数百种，针对同一问题的研究工具也有几种甚至几十种之多。测量工具的选择受多方面的影响，如适用对象、使用者、结构、信效度、可行性和文化适用等。

2. 测量工具的信效度评价

（1）信度（reliability）：指测量的可靠性或可重复性。主要从量表内部的一致性（internal consistency）、重测一致性（test-retest reliability）和评定者间一致性（inter-rater reliability）等方面进行评价。

（2）效度（validity）：指测量工具的有效性或准确性，即测量工具正确反映所要测量指标的程度。主要从量表的内容效度（content validity）、效标效度（criterion validity）、构想效度（construct validity）、表面效度（face validity）和程序效度（procedural validity）等方面进行评价。

3. 常用测量量表介绍 在精神卫生流行病学研究中常用的测量工具大体可以分为如下几类，即症状评定量表、筛查工具、精神障碍的诊断工具、残障程度和功能水平的评定工具、行为评定工具、应激和生活事件评定工具等。

（五）精神障碍的防制

同大部分慢性病的防制策略一样，精神障碍的防制也采用三级预防的模式，这对社区精神病学和精神卫生的实践产生了巨大的影响。

1. 一级预防 旨在减少或消除病因，以减少或防止精神障碍的发生。这是最积极、最主动的预防措施。但由于多数精神障碍的病因未明，因此，一级预防主要是针对那些病因已明的精神障碍。

2. 二级预防 目标是早发现、早诊断、早治疗。争取完全缓解与良好的愈后，防止复发。对目前尚不能通过一级预防措施防制的精神障碍，应给予二级预防措施。早期发现患者并早期诊治对各种精神疾病的病程转归及预后都起到良好作用，尤其是逐渐起病而症状隐匿，不易被发现的患者，如能早诊断、早治疗而不延误病情，则对预防复发以及降低慢性率具有重要的意义。

3. 三级预防 目标是做好精神残疾者的康复安排，最大限度地促进患者社会功能的恢复，尽可能地减少精神残疾的发生，把精神残疾的预防和康复作为重要内容纳入到初级卫生保健系统中。

三、习题

（一）名词解释

1. 精神卫生　　2. 效度
3. 信度　　4. 终生患病率

（二）单项选择题

【A1 型题】

1. 精神卫生测量工具评价的主要指标是
   A. 正确性与重复性 B. 危险度与灵敏度 C. 可靠性与类比性
   D. 信度和效度 E. 灵敏度和特异度
2. 精神卫生流行病学研究的目的应**除外**
   A. 预防与减少精神疾病的发生,降低精神疾病的患病率
   B. 增进人民的身心健康
   C. 减少社会、家庭所带来的精神压力
   D. 减少和预防各类心理和行为问题的发生
   E. 提高精神疾病的治疗和康复水平
3. 下列指标**不属于**测量工具效度评价的是
   A. 内容效度 B. 效标效度 C. 重测效度
   D. 结构效度 E. 构想效度
4. 评价精神卫生测量工具信度**不包括**
   A. 内部的一致性 B. 重测一致性 C. 受试者测量一致性
   D. 不同评定者测量的一致性 E. 测量的可靠性
5. 下列**不是**精神障碍危险因素的是
   A. 遗传 B. 感染 C. 创伤
   D. 应激性生活事件 E. 自杀意念
6. 精神卫生流行病学研究中测量工具的选择影响因素**不包括**
   A. 适用对象 B. 量表的规范性 C. 结构
   D. 信效度 E. 使用者

（三）简答题

1. 何谓精神卫生流行病学？其主要研究内容有哪些？
2. 精神障碍的主要危险因素有哪些？
3. 精神卫生流行病学研究中常用的患病率指标有哪些？
4. 精神障碍评定量表的信度和效度评价主要包括哪些方面内容？

四、参考答案

（一）名词解释

1. 精神卫生：是指对精神障碍患者进行广泛的防治,积极地采取对策,改善他们的处境和待

遇,促进其康复,减少复发率;同时为患者自身及他人的安全实行必要的监护,对广大社会阶层和成员进行有关知识的宣传和普及,去除偏见,争取同情和支持,以及培训专业人员,开展有关的社会调查,推动各种社会保健工作。

2. 效度:指测量工具的有效性或准确性,即测量工具正确反映所要测量指标的程度。

3. 信度:指测量的可靠性或可重复性。

4. 终生患病率:lifetime prevalence,是指调查对象中,一生中患有研究疾病者所占的比例,调查症状出现的时间范围为"有生以来"。

(二)单项选择题

【A1 型题】

1. D 2. C 3. C 4. E 5. B 6. B

(三)简答题

1. 何谓精神卫生流行病学?其主要研究内容有哪些?

精神卫生流行病学是由传统的流行病学和精神病学、行为科学、社会学、心理学等学科交叉融合而成。精神卫生流行病学是研究精神障碍及与精神健康有关的状态在人群中发生、发展的原因和分布规律,从而制定预防和控制精神障碍,以及保障、促进精神健康的策略和措施,并评价其效果的流行病学分支科学。其主要研究内容包括:精神障碍的患病率及流行特征研究、精神障碍的结局及疾病负担研究、精神障碍的病因学研究和精神障碍的防制策略研究。

2. 精神障碍的主要危险因素有哪些?

精神障碍的主要危险因素主要集中在以下两个方面。

(1)生物学因素:影响精神障碍的主要生物学因素大致可以分为遗传、感染、躯体疾病、创伤、营养不良、毒物等。

(2)心理、社会因素:主要包括应激性生活事件、压力、人格特征、情感状态、种族、父母的养育方式、性别、社会阶层、社会经济状况、文化宗教背景、人际关系等。

3. 精神卫生流行病学研究中常用的患病率指标有哪些?

终生患病率是指调查对象中,一生中患有研究疾病者所占的比例,调查症状出现的时间范围为"有生以来";12 个月患病率是指调查对象中,在过去 12 个月内患有研究疾病者所占的比例,调查症状出现的时间范围为"过去 12 个月"或"过去 1 年";30 天患病率是指调查对象中,在过去 30 天内患有研究疾病者所占的比例,调查症状出现的时间范围为"过去 30 天"或"过去 1 个月"。

4. 精神障碍评定量表的信度和效度评价主要包括哪些方面内容?

精神障碍评定量表的信度和效度评价主要包括以下内容。

(1)信度:指测量的可靠性或可重复性。信度的评价可以从量表内部的一致性、重测一致性和不同评定者测量的一致性。

（2）效度：指测量工具的有效性或准确性，即测量工具正确反映所要测量指标的程度。效度的评价可从内容效度、效标效度和构想效度三个方面进行。

（寇长贵）

第十六章

分子流行病学

一、学习目标

1. 掌握　分子流行病学的概念、主要研究内容、设计要点。
2. 熟悉　分子流行病学常用研究方法及其注意事项；分子标志的概念及分类。
3. 了解　分子流行病学与传统流行病学的联系及其不同点。

二、重点及难点内容

（一）分子流行病学的定义

目前较为公认的分子流行病学的定义为：分子流行病学是研究人群和生物群体中医学相关生物标志的分布及其与疾病/健康的关系和影响因素，并研究防治疾病、促进健康的策略与措施的科学。

（二）与传统流行病学的关系

分子流行病学不是一门独立的学科，是传统流行病学研究的发展和深入。它虽然应用了许多分子生物学的技术进行生物标志物的检测，能比较客观地反映暴露水平，但是从课题设计直至资料分析仍沿用了传统流行病学的基本研究方法。

（三）生物标志

分子流行病学研究中的生物标志总体上可分为三类：暴露生物标志（exposure biomarker），简称暴露标志（exposure marker，M_{exp}）；效应生物标志（effect biomarker），简称效应标志（effect marker，M_{eff}）；易感生物标志（susceptibility biomarker），简称易感标志（susceptibility marker，M_{sus}）。

生物标志的分类不是绝对的，就某一种生物标志而言，它们的概念是相对的，生物标志的分类应根据具体情况而定。

1. 暴露标志

(1)外暴露标志：外暴露标志是指暴露因素进入机体之前的标志和剂量，可分为生物性的和非生物性的。生物性因素主要有细菌、病毒、寄生虫和毒素等。非生物性因素主要包括外在的化学、物理因素等，是确定与内暴露和早期生物效应相关的暴露剂量或比例。

（2）内暴露剂量标志：内暴露标志的剂量是指被宿主吸收的外源性暴露物质的量，这是外源性物质进入人体的可靠依据。

（3）生物有效剂量标志：生物有效剂量指经吸收、代谢活化、转运，最终与靶组织细胞内DNA或蛋白质相互作用的外源性物质或其反应产物的含量。它是反映靶细胞分子内接触剂量的生物标志物，主要包括DNA加合物（DNA adduct）、蛋白质加合物（protein adduct）、DNA蛋白交联物（DNA-protein crosslink，DPC）等。

2. 效应标志

（1）早期生物效应标志：由于结合到靶组织上的外源性物质的持续作用，引起组织细胞的生物改变，从而产生疾病前期的生物标志，称为早期生物效应标志。由于早期生物效应常是暴露因素直接作用的结果，应用此类标志物可以更好地研究不同暴露因素的作用强度和作用机制。

（2）结构和（或）功能改变标志：主要指形态学或功能学的改变，是在暴露-疾病连续带中更接近观察终点，即疾病发生的标志物。此时，一些增生或癌前病变可能已经发生，通过标准的病理学方法即可检测。一些更早期的病变则可以通过增殖试验、凋亡试验和细胞分析等反映细胞周期调控早期事件的试验方法进行研究。结构和（或）功能改变标志通常来自于靶器官的组织。

（3）临床疾病标志：指疾病发生后特有的分子生物标志，对于了解发病机制、进行早期诊断及选取个体化治疗方案等有着重大意义。目前，人们已发现多种对肿瘤及其他疾病具有一定辅助诊断价值的标志物，如血清甲胎蛋白（AFP）、癌胚抗原（CEA）、前列腺特异性抗原（PSA）、血清谷草转氨酶（AST）等。但这些标志物灵敏度和特异性还不够高，因此主要用于疾病的辅助诊断，不能作为疾病诊断的主要依据。

3. 易感性标志　在暴露因素作用下，宿主对疾病发生、发展易感程度的生物标志，称之为易感性标志物。遗传与非遗传因素如年龄、健康状况、饮食等都可能影响个体对疾病的易感性。目前，疾病易感性研究主要关注遗传易感性，即由个体遗传背景差异所导致的不同个体对同一疾病易感程度或治疗反应的强弱。

（四）主要研究设计

1. 病例-对照研究　传统的病例-对照研究的设计分析方法可直接应用到分子流行病学研究中，因此，需要尽可能选择合适、可比的对照和控制偏倚。以基因多态性与遗传易感性研究为例，对照应该选自产生病例的人群，应具有较好的代表性。若某病病例来自携带基因多态频率较高的人群，而对照选自携带基因多态频率较低的另一个人群，则可产生"假阳性"结果。在病例的选择时，应选择新发病例而非现患病例，除非能证明基因多态性和疾病的生存无关，否则将产生现患偏倚。

2. 病例-病例研究　病例-病例研究也称单纯病例研究。其基本原理是：把不同临床类型或具有某些生物学标志的病例与无标志的病例按照病例对照研究的方式处理资料，以探讨不同临床类型的危险因素的差异或者这个生物学标志与该病的其他危险因素之间的关系和相互作用。

3. 巢式病例对照研究 巢式病例对照研究是基于大样本人群队列的病例对照研究，由于在基线调查时就已经收集暴露信息并采集了生物样本，可以避免选择偏倚和信息偏倚，使研究对象更具有代表性和可比性，非常适合分子流行病学研究。其基本方法是：开始按照队列研究进行设计实施，收集有关基线流行病学资料和生物标本；在随访中发现新病例后，从同队列中按性别和年龄等因素随机选取对照；待目标病例和对照收集到一定数量后，对生物标本集中进行检测，并将检测结果与基线流行病学资料等联合进行病例对照研究分析。

4. 基于家系设计的连锁分析 连锁分析是在家系成员样本中进行基因分型，并运用遗传统计分析方法，通过绘制遗传关系图谱，判断遗传相关疾病的遗传方式和传递规律，鉴定表型相关基因或区域的重要流行病学分析方法。

（五）生物标志的选择和检测

1. 生物标志的筛选 机体在从暴露到产生结局的过程中，发生许多生物学特征的变化，但具有代表性且能够作为生物标志的可能只是其中很小一部分。因此，在不同阶段需要根据候选生物标志的特性、在疾病过程中的意义、检测方法等情况结合其关联程度进行筛选。

2. 生物标志选择的原则 在分子流行病学研究中，应根据研究目的的不同，选择相应的生物标志。若要研究暴露及其水平与疾病的关系，则选择暴露标志物；探讨暴露引起的生物学效应及其与疾病的关系，可选择效应标志；研究易感性在疾病发生发展中的作用，则必须确定易感性标志；需要进行多方面的综合研究，就要选择多项（类）生物学标志等。生物标志的选择还需符合下列原则：①生物标志应特异、稳定；②标本采集、储存方便；③检测方法简单、实用，而且操作规范，便于与同类研究结果比较；④检测方法灵敏度和特异度高。

3. 测量指标的选择

（1）暴露指标：暴露可以是内暴露，也可是外暴露；可以是危险因子也可是预防和治疗等保护性因子。选择何种生物标志作为暴露指标应考虑：最好能代表接触剂量或生物作用剂量；前者便于以后进行大样本人群研究和制定疾病防制策略措施，后者对进一步研究早期生物效应等具有意义。

（2）效应指标：宿主暴露以后会产生一系列相应的生物效应，直到最终结局。一般以最早期生物效应标志作为探索暴露因素的致病作用或干预措施的短期效果评价指标，如抗体产生、代谢异常、基因表达异常等；选择结构和功能改变作为确定暴露的致病作用和早期诊断、早期预防的指标；应用临床诊断标志作为干预措施长期效果评价或预后的指标。

（3）易感性指标：传染病易感性标志一般选择抗体水平，而易感基因及其表达产物等可作为心脑血管疾病、恶性肿瘤、糖尿病、遗传病等慢性非传染病的易感性标志。目前，研究较多的易感性指标主要有单核苷酸多态性。这类研究的研究方法比较成熟且结果可靠,人群研究更容易实现。而且,以基因组学为代表的众多生物信息学数据库均可以在线免费获取,从而为广大分子流行病学研究人员在易感性标志研究和筛选过程提供了更便捷高效的途径。

三、习题

(一)名词解释

1. 分子流行病学(molecular epidemiology)
2. 分子生物标志(molecular bio-marker)
3. 暴露生物标志(exposure bio-marker)
4. 效应生物标志(effect bio-marker)
5. 易感性生物标志(susceptibility bio-marker)
6. 生物标本库(biological specimen bank,BSB)
7. 健康-疾病连续带(health-disease continuum,HDC)

(二)单项选择题

【A1 型题】

1. 分子流行病学研究的特点**不包括**

A. 传统流行病学与分子生物学技术相结合的产物

B. 主要研究生物标志物

C. 采用与传统流行病学不同的研究设计方法

D. 从分子和基因水平全面阐明疾病自然史

E. 有助于解决传统流行病学的“黑匣子”问题

2. 生物标志的类型主要包括

A. 暴露标志、免疫标志、效应标志　B. 免疫标志、易感性标志、暴露标志

C. 暴露标志、病理标志、易感性标志　D. 暴露标志、效应标志、易感性标志

E. 效应标志、免疫标志、易感性标志

3. 在分子流行病学研究中,选择偏倚除样本选择偏倚外,还可能出现

A. 检测偏倚　B. 标本采集偏倚　C. 标本储存偏倚

D. 混杂偏倚　E. 信息偏倚

4. 在分子流行病学研究中,暴露标志和效应标志是结合疾病的阶段和研究需要确定的;根据研究目的不同,大多情况下,一项生物标志

A. 作为暴露标志就不能作为效应标志

B. 作为效应标志就不能作为暴露标志

C. 有时作为效应标志,有时也可作为暴露标志

D. 可以同时既是暴露标志又是效应标志

E. 只宜作为暴露标志

(三)简答题

1. 试述分子流行病学与传统流行病学的联系及区别。

2. 在疾病的防治中,分子流行病学具有哪些优势?

3. 分子流行病学在传染性疾病及慢性非传染性疾病的防治中各有什么应用?

4. 分子流行病学有哪些常用的生物学检测技术?

5. 人类基因组计划对分子流行病学的发展有何影响?

四、参考答案

(一)名词解释

1. 分子流行病学(molecular epidemiology):分子流行病学是研究人群和生物群体中医学相关生物标志的分布及其与疾病/健康的关系和影响因素,并研究防治疾病、促进健康的策略与措施的科学。

2. 分子生物标志(molecular bio-marker):由于生物的生命现象极其复杂,而且可以说任何生命现象都具有物质基础,所以生物标志的范围非常广泛,包括细胞的、生化与分子生物学的、免疫学的、遗传的或生理功能的等。广义地说,分子流行病学研究一切生物标志,但目前应用较多的主要是分子生物标志,如核酸、蛋白质、脂类、抗体等生物大分子物质。

3. 暴露生物标志(exposure bio-marker):与疾病或健康状态有关暴露因素的生物标志称为暴露标志,主要包括外暴露(external exposure)标志、内暴露剂量(internal dose)标志和生物有效剂量(biologically effective dose)标志。

4. 效应生物标志(effect bio-marker):宿主暴露后产生功能性或结构性变化,并进一步引起疾病亚临床阶段和疾病发生过程的生物标志称为效应标志,主要包括早期生物效应(early biological response)标志、结构和(或)功能改变(altered structure and function)标志、临床疾病(clinical disease)标志等。

5. 易感性生物标志(susceptibility bio-marker):在暴露因素作用下,宿主对疾病发生、发展易感程度的生物标志,称之为易感性标志物。

6. 生物标本库(biological specimen bank,BSB):通常将储存有一种类型或多种类型生物标本,并能保持它们的生物活性以供研究之用的系统称为生物标本库(biological specimen bank,BSB)。

7. 健康-疾病连续带(health-disease continuum,HDC):将疾病的发生发展过程表现为一系列

相关分子事件的相互作用及分布变迁，绘制分子水平的疾病自然史，我们称之为健康-疾病连续带（health-disease continuum，HDC）。

（二）单项选择题

【A1 型题】

1. C 2. D 3. B 4. C

（三）简答题

1. 试述分子流行病学与传统流行病学的联系及区别。

传统流行病学以观察病例发生或死亡为基础进行流行病学描述和分析，这种以“病例为基础”的流行病学所能研究的较为局限，而分子流行病学研究的更加广阔和深入，具有更重要的流行病学和公共卫生意义。分子流行病学的发展，可以通过研究疾病发生发展过程中的各类分子事件（或分子生物标志），将疾病的发生发展过程表现为一系列相关分子事件的相互作用及分布变迁，绘制分子水平的疾病自然史（健康-疾病连续带，HDC）。HDC 对于深入了解疾病的发生、发展规律，防治疾病、促进健康等具有重大的流行病学意义。

传统流行病学在探讨疾病的病因、研究疾病的危险因素以及对疾病进行预防和控制等方面都起着十分重要的作用。但是传统流行病学在研究暴露与疾病关系时，通常从宏观出发观察人群是否暴露于某病因或危险因素，然后根据最终发病、死亡或出现其他事件的结果来推断疾病病因，其中间的过程称为“黑匣子”。虽然发病和死亡测量可以直接反映人群疾病和健康状况，但由于“黑匣子”的存在，难以得到暴露和疾病之间关系的直接证据，因此远不能适应现代疾病预防及控制的需要。而分子流行病学则应用分子生物学技术从分子和基因水平阐明生物标志在人群中的分布及其与疾病/健康的关系和影响因素，可以全面阐明疾病自然史，打开传统流行病学中的“黑匣子”，为病因学研究和预防措施评价开辟新的途径。

2. 在疾病的防治中，分子流行病学具有哪些优势？

分子流行病学从研究传染病开始的，如传染源、传播途径、病原体鉴定等，目前也逐渐包含疾病和健康状态相关生物标志的分布、影响因素、人群易感性、防治效果评价、预后分析及病原生物进化变异规律和检测手段等。

分子流行病学除应用传统流行病学的群体调查研究方法外，还应用一些独特的现场和实验室方法。在分子流行病学产生初期，主要检测手段是质粒图谱、核酸分子杂交、抗原抗体技术等。目前应用于分子流行病学研究的检测方法很多，如采用先进的生物芯片技术和质谱技术检测生物大分子如核酸、蛋白质和酶等，而且越来越快捷、方便。例如，利用基因芯片技术可在数分钟至几小时内完成传统分子生物学方法要数月甚至数年才能完成的几万次至几十万次的基因分析实验。此外免疫学、细胞生物学、遗传学、生物化学、分析化学、生理学等技术也广泛应用于分子流行病学研究。

分子流行病学的快速发展，其应用已不仅限于预防医学，一些非预防医学专业人员，如基础医学、临床医学、生物学、遗传学、环境科学和人类学等研究工作者也将分子流行病学应用于本研究领域。

3. 分子流行病学在传染性疾病及慢性非传染性疾病的防治中各有什么应用？

(1)传染病的预防与控制：①病原体的分离和检测；②病原生物进化变异规律研究；③传染源追踪；④确定传播途径；⑤传染病防制措施及其效果评价。

(2)慢性非传染性疾病的预防与控制：①探索疾病的病因及发病机制；②评估个体易感性和确定高危人群；③慢性病防治措施的制定及其效果评价；④辅助疾病早期诊断及临床个体化治疗。

(3)健康风险评估与预测。

4. 分子流行病学有哪些常用的生物学检测技术？

初步选定生物标志以后，应选择生物标志检测的“最佳”方法，即成熟稳定、操作简便、标本容易采集，兼顾检测方法的有效性和稳定性。一般将分子流行病学技术分为分子生物学技术、血清学技术和免疫学技术，应用最多的是分子生物学技术，如核酸研究技术、蛋白质研究技术、酶学技术、免疫学技术及生物芯片技术等。在分子流行病学研究中常检测基因的遗传变异如单核苷酸多态性，用常规的PCR技术每次仅能测定几个多态性位点，如果要检测较多基因型或探索新的SNP，需要投入大量的人力和物力，而且耗费很多时间。

5. 人类基因组计划对分子流行病学的发展有何影响？

HuGE的产生是人类基因组计划发展的产物，是基于基因组信息特征（生物标志）与人群健康和疾病关系的流行病学研究，其本质上属分子流行病学范畴。它综合应用流行病学和基因组学的研究方法，把基因组作为一个整体，探讨基因改变对人群健康和疾病危险度的影响，并定量研究各基因间及其与环境因素之间的相互作用，为疾病的诊断、治疗以及行为、环境干预提供理论依据；同样，流行病学的原理和方法也被应用于基因发现、人群基因特点的描述以及评价遗传信息的医学实践等，帮助基因组学实现在临床医学和公共卫生实践中的重要应用。

（胡志斌 杜江波）

第十七章

药物流行病学

一、学习目标

1. 掌握　药品相关概念;药物流行病学的定义、主要研究内容、研究设计原则;ADR 因果关系评价准则。

2. 熟悉　药物流行病学的意义;药物流行病学研究方法;ADR 因果关系评价方法。

3. 了解　药物流行病学的产生和发展;药物流行病学的资料来源及收集。

二、重点和难点内容

(一)药物流行病学相关概念

1. 药品　药品指用于预防、治疗、诊断疾病,有目的地调节生理功能并规定有适应证或者功能主治、用法和用量的物质,包括中药材、中药饮片、化学原料药及其制剂、抗生素、生化药品、放射性药品、血清、疫苗、血液制品和诊断药品。

2. 药品不良反应　合格药品在正常用法用量下出现的与用药目的无关的或意外的有害反应。

3. 药品不良事件(adverse drug events,ADE)　药品不良事件是指在药物治疗过程中出现的不利的临床事件,但该事件未必与药物有因果关系。不良事件也可理解为临床新出现的偶然事件及不良结局。

4. 药源性损害　简称药害,泛指任何与药物有关的医源性灾害或事件。既包含正常用量、正常用法下出现的药品不良反应,也包含不合理用药或用药差错导致的一些严重症状或疾病。

5. 药物流行病学　应用流行病学的原理和方法,研究人群中药物的利用及其效应,通过发展和评估风险管理策略,优化药品、疫苗、医疗器械的效益风险比,达到提高医疗保健质量的目的。

(二)药物流行病学的主要研究内容

1. 药物安全性评价　对 ADE/ADR 发生率和相关风险因素进行调查分析,为药品风险管理提供科学依据;通过数据库挖掘和安全信号的检出和分析,做到快速发现用药人群中出现的不良反应,保证用药人群安全;药品上市后监测方法的规范化与实用化,尤其是计算机的应用与用药人群数据库的建立;研制实用药品不良反应因果关系判断程序图或逻辑推理流程图。

2. 药物有效性评价　对上市后药品的有效性进一步确定,可采用疗效比较研究(comparative effectiveness research,CER)回答在"真实世界"中各种预防、诊断、治疗药物的效果,尤其对常见病、多发病的用药(如抗癌药、心血管药、抗感染药、解热镇痛药等)进行重点研究,进而推动合理用药,即如何安全有效地使用药物。

3. 药物利用研究　WHO 将药物利用定义为"药物的上市、销售、处方及使用情况,特别强调其产生的医疗、社会和经济效果"。因此,药物利用研究不仅包括研究影响开药、配药、药物管理以及用药过程的医疗和非医疗方面的问题,还包括研究各个层次的卫生保健系统中药物利用的效果。药物利用研究可以是定量研究或定性研究。

4. 药物经济学评价　在对药物疗效、安全性、药物利用综合分析的基础上,考虑药物利用的经济学方面,是药物合理应用的重要一环。药物经济学评价的内容涉及收集药物利用的经济学数据,从成本收益方面对药物进行评价,可以做成本-效益分析、成本-效果分析、成本-效用分析或最小成本分析。

(三)药物流行病学的意义

1. 提高上市前临床试验的质量

2. 主要用于上市后研究

(1)补充上市前研究中未获得的信息:①通过对一定时期大量人群的用药调查,确定药物在治疗和预防时可能发生的不良反应的发生率,或者有效效应的频率;②了解药物对特殊的人群如老人、孕妇和儿童的作用;③研究并发疾病和合并用药的影响;④比较并评价新药是否更优于其他常用药物。

(2)获得上市前研究不可能得到的新信息:①发现罕见的或迟发的不良反应或是有益效应,并用流行病学的方法和推理加以验证;②了解人群中药物利用的情况;③了解过量用药的效果;④对药物在预防和治疗工作中的花费和效益进行评价。

(四)药物流行病学研究方法和设计原则

1. 药物流行病学研究方法

(1)药物不良反应信号的产生和分析:①病例报告和病例系列研究。②生态学研究。③ADR 监测或药物警戒,ADR 监测是指药品不良反应的发现、报告、评价和控制的过程,是药品监管部门的常规工作,也是药品安全性研究的基础。药物警戒与药品不良反应监测有所不同。WHO 在 2002 年将其定义为:发现、评估、理解和预防药品不良反应或其他与药物相关问题的科学活动。④数据库挖掘和药品不良反应信号的探索与分析,ADR 监测数据库不良反应信号检测主要基于比值失衡测量法(measures of disproportionality)。该方法建立在经典的2×2四格表的基础上,基本思想是估计自发报告中实际出现的与某种药物有关的不良反应数据量与预期数量或者与其他药物引发的其他不良反应数量的比值进行判断。如果测量的比值大到一定的程度("失衡")时,那么可疑药物和可疑不良反应之间很可能存在某种联系,而并非是由于机会因素或者数据库"嘈杂背景"所造成。处方数据库的挖掘和分析有处方序列分析和处方序列对称分析。⑤现况调查。

(2)检验信号的方法:①病例对照研究;②队列研究;③实验性研究;④新出现的一些衍生研究方法。

(3)系统综述和meta分析

(4)开展真实世界的研究,综合权衡"药品的风险-效益"

2. 药物流行病学研究设计原则 进行研究设计时,参考ISPE撰写的《优质药物流行病学实践指南》(good pharmacoepidemiology practice,GPP),并充分注意药物流行病学研究的特殊性是十分必要的。

第一,设计好坏是研究成败的关键;第二,要明确定义药物暴露;第三,要明确定义结局;第四,要注意控制混杂因素和偏倚;第五,正确使用统计分析方法;最后,要谨慎地解说研究结果。

(五)ADR因果关系评价

1. ADR因果关系评价准则

(1)时间方面的联系:用药与不良反应的出现有无合理的时间关系。除了先因后果这个先决条件外,原因与结果的间隔时间也应符合已知的规律;另外还应注意,先因后果的先后关系不等于因果关系,而因果关系必须有先后关系。

(2)联系的普遍性:与现有资料(或生物学上的合理性)是否一致,即从其他相关文献中已知的观点看因果关系的合理性;另外,以往是否已有对该药反应的报道和评述。

(3)联系的特异性:特异性在生物学上并不总适用,然而当有较多病例符合时,则说明有极强的因果关系。

(4)是否存在再激发阳性:即发生事件后撤药的结果和再用药的后果,如停药或减量后反应是否消失或减轻,再次用药是否又再次出现同样的反应。

(5)有否其他原因或混杂因素不良反应:是否可用并用药物的作用、患者病情的进展、其他治疗措施来解释。

2. 因果关系评价方法

(1)Karch和Lasagna评定方法:该法将因果关系的确实程度(degree of certainty)分为肯定、很可能、可能、条件、可疑五级。

(2)ADR评价步骤和内容:ADR评价一般分为两步,个例评价与集中评价。

1)个例评价:指运用 ADR 评价准则,对每一份报表进行评价,包括:①与药物警戒目的相关性:未知的、严重的、新的、报告次数多的,或有科学价值或教育意义的 ADR;②报告的质量:数据是否完整;包括 ADR 表现过程、重点阳性体征、转归和有关临床检验结果等;③可疑药品的信息:厂家、批号、剂型、用法和用量及用药原因;④不良反应分析;⑤关联性评价。

2)数据集中评价:指收到一批同类报表后经系统研究和分析后统一评价,可产生信号、采取措施等。ADR 的发现过程一般呈 S 形曲线,其可分成三期。①信号出现期:发现疑问,也称不良反应潜伏期;②信号增强期:为数据加速积累的时期,即可在期刊杂志、信息刊物中见到相应的报道;③评价期:即大量信号产生需对该产品采取相应措施的时期,即不良反应可被确认/解释与定量,也可以说是信号检验期或随访期,一般需通过深入研究,如进行药物流行病学调查,专题研究,做出结论并发布公告等。

ADR 评价在第一步个例评价时实际上是归因或关联度的评价,并不是真正意义上的评价;只有在 ADR 报告过程的第三期(评价期),才能真正确定其因果关系、发生率、危险度。

三、习题

(一)名词解释

1. 药品　　2. 药品不良反应

3. 药品不良事件　　4. 药物流行病学

5. 药物利用　　6. 药物不良反应监测

7. 药品不良反应信号　　8. 比值失衡测量法

(二)单项选择题

【A1 型题】

1. 药物流行病学是将流行病学的理论、知识、方法用于

A. 临床试验　　B. 研究药物在患者中的应用及效应

C. 观察药物的不良反应　　D. 观察药物的不良事件

E. 研究药物在人群中的应用及效应

2. 药物流行病学这门学科诞生于

A. 20 世纪 50 年代　　B. 20 世纪 60 年代　　C. 20 世纪 70 年代

D. 20 世纪 80 年代　　E. 20 世纪 90 年代

3. 在药品不良反应 A、B、C 类型中,下列最可能属于 B 型反应原因的是

A. 受药者接受超过常规用量的药物　　B. 受药者对药物的代谢较慢

C. 特异性遗传素质反应　　D. 因某种原因,受药者对该药物过度敏感

E. 受药者对药物的排泄较慢

4. 下列**不属于**药物流行病学的主要研究内容的是

A. 药物安全性评价　B. 药物有效性评价　C. 药物利用研究
D. 药物管理研究　E. 药物经济学评价

5. 新药上市前,最可能得到的信息为

A. 新药优于常规药物　B. 了解到过量用药的效果
C. 发现罕见的或迟发的不良反应　D. 了解人群中药物利用的情况
E. 药物在预防和治疗工作中的花费和效益比

6. 发现、评估、理解和预防药品不良反应或其他与药物相关问题的科学活动称为

A. 药品不良反应　B. 药品不良事件　C. 药品不良反应监测
D. 药物警戒　E. 药物利用

7. **不属于**重点医院监测目的的是

A. 提供医院药物使用的模式
B. 获得医院中急性 ADR 的发生情况
C. 主要是对一部分新药进行上市后监测
D. 获得住院患者发生某些严重威胁生命事件的频率及其与药物的关系
E. 确定住院前用药与引起住院的疾病或不良事件直接的关联

8. 能够检验药物不良反应信号的研究方法为

A. 病例报告　B. 病例对照研究　C. 生态学研究
D. 病例分析　E. ADR 监测

9. 属于比值失衡测量法的测量指标的是

A. 比值比　B. 相对危险度　C. 预防分值
D. 信息分数　E. 归因危险度

10. 在药物流行病学研究中,具有一定医学问题的人往往更易于接受某种药物从而造成偏倚,该种偏倚称为

A. 选择偏倚　B. 信息偏倚　C. 测量偏倚
D. 暴露怀疑偏倚　E. 适应证混杂

11. 关于病例报告**不正确**的说法是

A. 病例报告花费低,容易操作　B. 病例报告能够产生假设
C. 病例报告不能用于检验假设　D. 病例报告可提供下一步研究的信号
E. 病例报告说服力强

【A2 型题】

12. 某医院 2016 年住院总人数有 3000 人,其中女性 1000 人;在女性患者中,有 600 人应用了

妇科药物，结果有30人用后发生了不良反应，问该院2016年应用妇科药物的不良反应发生率为

A. 1% B. 1.5% C. 3%

D. 5% E. 8%

13. 某药品不良反应监测中心对2016年上报数据分析发现，全省共有不良反应报告120000份，其中严重不良反应报告9000份；医疗机构上报90000份，经营企业20000份，其他上报10000份；涉及药品类别有化学药物90000份，中药20000份，生物制品2000份，其他8000份。根据以上结果，下列说法正确的为

A. 医疗机构是上报不良反应的主要来源

B. 化学药物导致该省药物不良反应率最高

C. 无需关注生物制品引起的不良反应

D. 该省严重不良反应发生率较低

E. 经营企业都积极报告不良反应

14. 某学者开展了一项对非甾体类抗炎药物与上消化道出血关系的研究，结果发现，在48000例服药者中有160例出现上消化道出血，在45000例未服药者中有100例出现上消化道出血。该研究方法为

A. 病例对照研究 B. 临床试验 C. 生态学研究

D. 队列研究 E. 现况研究

15. 为调查依托红霉素引起的黄疸发生率，英国药物安全性药物研究所（DSRU）分析了1982年1~2月间曾服用此药的12000张处方并发出了绿卡（调查表），通过对寄回的9000张绿卡分析，发现有16名患者服用该药后出现黄疸，其中4人因患胆结石，3人因患癌症，6人因患有肝炎，3人可能与抗生素有关。据此，该依托红霉素引起的黄疸发生率约为

A. 0.33‰ B. 0.58‰ C. 0.78‰

D. 1.33‰ E. 1.78‰

16. 某医院内分泌科医生怀疑某种降糖药物与患者神经系统不良反应有关，就填写了报告卡并向不良反应监测中心上报，在不良反应监测方法上，这种方式为

A. 重点医院监测 B. 重点药物监测 C. 自愿报告系统

D. 速报制度 E. 数据库挖掘

【B型题】

（17~19题共用备选答案）

A. 不良反应潜伏期 B. 信号增强期 C. 平台期

D. 评价期 E. 信号减弱期

17. 某个医生发现自己治疗的乙肝患者在服用某治疗药物后后有骨折现象

18. 期刊杂志报道了几例乙肝患者在服用某治疗药物后出现了骨折现象

19. 某中心开展针对该治疗乙肝药物与骨折的相应的研究

（20~24 题共用备选答案）

A. 某学者针对高血压患者用药特点开展了两周用药调查

B. 某学者针对乳腺癌患者和非患者调查了其用药史，发现两组存在使用口服避孕药的差别

C. 某药厂怀疑某种药品与服药者的腹泻有关后填写了药物不良反应报告卡，并向上级主管部门报告该情况

D. 某药物的销售量与使用该药物群体的头疼加重比例成相关关系

E. 某学者对 200 例服用某药物者进行了药物不良反应分析

20. 病例系列研究

21. 生态学研究

22. 现况调查

23. 药物不良反应监测

24. 病例对照研究

（三）简答题

1. 如何理解药物安全性评价？

2. 药物流行病学的设计原则有哪些？

3. ADR 因果关系评价准则有哪些？

四、参考答案

（一）名词解释

1. 药品：药品指用于预防、治疗、诊断疾病，有目的地调节生理功能并规定有适应证或者功能主治、用法和用量的物质，包括中药材、中药饮片、化学原料药及其制剂、抗生素、生化药品、放射性药品、血清、疫苗、血液制品和诊断药品。

2. 药品不良反应：合格药品在正常用法用量下出现的与用药目的无关的或意外的有害反应。

3. 药品不良事件：药品不良事件是指在药物治疗过程中出现的不利的临床事件，但该事件未必与药物有因果关系。不良事件也可理解为临床新出现的偶然事件及不良结局。

4. 药物流行病学：药物流行病学应用流行病学的原理和方法，研究人群中药物的利用及其效应，通过发展和评估风险管理策略，优化药品、疫苗、医疗器械的效益风险比，达到提高医疗保健质量的目的。

5. 药物利用:药物的上市、销售、处方及使用情况,特别强调其产生的医疗、社会和经济效果。

6. 药物不良反应监测:指药品不良反应的发现、报告、评价和控制的过程,是药品监管部门的常规工作,也是药品安全性研究的基础。

7. 药品不良反应信号:指从发展的趋势看,有可能发展为药品不良反应的不良事件,是在以往发生过的药品不良反应事件报告基础上产生的,用来揭示可疑药物使用和可疑不良反应发生之间可能存在的某种因果关系。

8. 比值失衡测量法:该方法建立在经典的2×2四格表的基础上,基本思想是估计自发报告中实际出现的与某种药物有关的不良反应数据量与预期数量或者与其他药物引发的其他不良反应数量的比值进行判断。如果测量的比值大到一定的程度("失衡")时,那么可疑药物和可疑不良反应之间很可能存在某种联系,而并非是由于机会因素或者数据库"嘈杂背景"所造成的。

(二)单项选择题

【A1 型题】

1. E　2. D　3. C　4. D　5. A　6. D　7. C　8. B　9. D　10. E　11. E

【A2 型题】

12. D　13. A　14. D　15. A　16. C

【B 型题】

17. A　18. B　19. D　20. E　21. D　22. A　23. C　24. B

(三)简答题

1. 如何理解药物安全性评价?

对 ADE/ADR 发生率和相关风险因素进行调查分析,为药品风险管理提供科学依据;通过数据库挖掘和安全信号的检出和分析,做到快速发现用药人群中出现的不良反应,保证用药人群安全;药品上市后监测方法的规范化与实用化,尤其是计算机的应用与用药人群数据库的建立;研制实用药品不良反应因果关系判断程序图或逻辑推理流程图。

2. 药物流行病学的设计原则有哪些?

进行研究设计时,参考 ISPE 撰写的《优质药物流行病学实践指南》(good pharmacoepidemiology practice,GPP),并充分注意药物流行病学研究的特殊性是十分必要的。

第一,设计好坏是研究成败的关键。第二,要明确定义药物暴露。第三,要明确定义结局。第四,要注意控制混杂因素和偏倚。第五,正确使用统计分析方法。最后,要谨慎地解说研究结果。

3. ADR 因果关系评价准则有哪些?

(1)时间方面的联系。

(2)联系的普遍性。

(3)联系的特异性。

(4)是否存在再激发阳性。

(5)有否其他原因或混杂因素。

(贾存显　詹思延)

第十八章

循证医学和系统综述

一、学习目标

1. 掌握　循证医学的定义;循证医学实践的基础和步骤;系统综述与 meta 分析的概念;系统综述的步骤和方法。

2. 熟悉　Meta 分析的适用条件;系统综述与传统综述的区别;异质性的来源和检验方法;系统综述和 meta 分析中可能存在的偏倚及其检测方法。

3. 了解　循证医学对医学提出的启示和挑战;系统综述与 meta 分析的进展。

二、重点和难点内容

(一)循证医学

1. 循证医学的定义　循证医学是有意识地、明确地、审慎地利用现有最好的证据制定关于个体患者的诊治方案。2000 年大卫·萨基特在其主编的第 2 版《循证医学:如何实践和教学》一书中进一步指出,循证医学是最佳证据、临床经验和病人价值的有机结合。

2. 循证医学实践的基础

(1)最佳研究证据

(2)高素质临床医生

(3)临床流行病学基础知识和基本方法

(4)患者参与

3. 循证医学实践的方法　完整的循证医学实践过程主要包括以下 5 个步骤:提出一个临床实践问题、寻找回答这一问题的最佳证据、严格评价证据、应用最佳证据和后效评价。

(二)系统综述

1. 基本概念　系统综述(systematic review)是应用一定的标准化方法,针对某一特定问题的相关研究报告进行全面、系统的收集,并对它们鉴定、选择和严格评价,从符合纳入标准的研究报告中提取相关资料,做整合性分析,最终得出综合性的结论。它属于对研究文献的二次研究。一个系统综述,可以只包括一种类型的研究,也可包括不同研究类型的研究。

当纳入的是一种类型的研究时,各研究之间具有同质性,可采用统计学的方法对资料进行定量综合,即进行 meta 分析。如纳入的研究没有同质性,即不能对资料进行 meta 分析,但可对资料进行定性综合。

2. 系统综述与传统综述的区别 系统综述和传统综述(review)存在较大分别,前者是对研究文献的二次综合分析(常进行定量综合),后者是对研究文献的叙述性概括,详细区别见表 18-1。

表 18-1 系统综述与传统综述的比较

	系统综述	传统综述
问题	常集中于某一问题	涉及面常较广
文献来源和收集	收集全面,有规定的步骤和策略	不系统、不全面,可能存在偏倚
文献筛选	根据统一标准筛选文献	没有统一标准,常存在偏倚
文献质量评价	有严格的评价标准	常没有,随意性较大
资料综合	定量综合,如 meta 分析	常为定性描述
结论	常是在证据的基础上得出	多是基于经验,有时在证据的基础上得出

3. 步骤和方法

(1)选题和制定研究方案:同科研选题一样,确定系统综述的研究问题至关重要。选题的基本原则是选择比较重要的临床或公共卫生问题,而且目前尚无肯定结论。研究问题要宽窄适宜,研究目的明确。选题一旦确定,就可制定研究方案,撰写一个详细的课题计划书。

(2)检索和收集原始文献:首先,制定综合检索策略。其次,确定文献来源。

(3)根据入选标准选择合格的研究

(4)评估入选研究的质量:质量评估包括对研究的内部真实性(internal validity)和外部真实性(external validity)进行评价,前者涉及研究的方法学质量,即研究设计和实施过程中避免或减小偏倚的程度;后者涉及研究结果外推的程度。

(5)提取信息、填写摘录表和建立数据库:按事先制定的资料摘录表内容,提取每个入选研究的相应信息并填表。

(6)汇总结果:对收集的资料,可采用定性或定量的方法进行汇总分析,以获得相应的结果。定性分析(qualitative synthesis)是叙述性合成证据的方法,即通过表格对合格研究的研究特征(如研究设计、研究对象、研究结局、研究质量等)与研究结果进行结构化的比较和总结,定性评价研究结果在不同研究特征上是否相似(即研究结果是否与某些研究特征有关)。定量分析(quantitative synthesis)是用统计学方法汇总研究结果,涉及异质性检验、meta 分析、敏感性分析和亚组分析等内容。

异质性检验(heterogeneity test),是对统计量的齐性检验,目的是检查各个独立研究的结果是否存在异质性。

meta 分析是对某一研究问题的多项独立研究的结果进行收集、合并及统计分析的一种方法,通过该方法以获得能够代表这些研究的平均水平。meta 分析是系统综述中使用的一种统计学的定量综合分析方法,是以某一问题的多项独立研究的结果为研究对象,运用适当的统计学方法对多个研究结果进行定量的综合分析,得出单一、量化的综合结论。

敏感性分析(sensitivity analysis)是检查一定假设条件下所获结果的稳定性的方法,其目的是发现影响 meta 分析研究结果的主要因素,解决不同研究结果的矛盾性,发现产生不同结论的原因。敏感性分析最常用的方法是分层分析。

亚组分析(subgroup analysis)是指针对不同研究特征进行资料的分析,主要目的是探讨临床异质性的来源,即识别效应修饰因素或评价交互作用。

(7)总结报告:一般先要对入选文献的基本情况加以描述,再使用直观森林图(forest plots)表示 meta 分析的结果。

4. 偏倚的种类与检查

(1)偏倚的种类

1)发表偏倚(publication bias):是指具有统计学显著性意义的研究结果较无显著性意义和无效的结果被报告和发表的可能性更大。

2)文献检索偏倚(location bias):是指在文献检索中采用的检索策略或检索工具不具有代表性。

3)引用偏倚(citation bias):是指手工检索文献时,通过文章后面所列的参考文献可以进一步查找其他相关文章。但在 meta 分析中这种途径可能带来引用偏倚,因为支持阳性结果的试验比不支持的试验可能更多地被作为参考文献加以引用。此外,杂志的知名度对文章的引用也会产生影响。

4)多次发表偏倚(multiple publication bias):是指同一研究多次发表会从几方面引入偏倚。

5)有偏倚的入选标准(biased inclusion criteria):通常文献入选标准由熟悉所研究领域的调查者来制定,那么这个标准就可能受调查者知识的影响。对入选标准的处理可能导致某些阳性结果的研究被选择,而阴性结果的研究被排除。

6)权重偏倚(weighting bias):是指在对各个研究结果进行整合时,由于使用不恰当的权重而引起的偏倚。

(2)偏倚的检查:漏斗图(funnel plots)是最常见的识别发表性偏倚的方法。它是以研究的效应量估计值(如 RR、OR、RD 和死亡比或取其对数值等)作为横坐标,以效应量标准误的倒数作为纵坐标画出的散点图。

此外,meta 分析中还可以计算需多少阴性研究结果的报告才能使结论逆转,即失安全数(Fail-safe N,N_{fs}),来估计发表偏倚的程度。

5. 质量评价 系统综述的质量有高有低,因此系统综述在应用于实践和决策之前,需要对系统综述的真实性进行评价。

6. 系统综述与 meta 分析的进展

(1)快速综述(rapid review)

(2)系统综述的综述(overview of systematic reviews)

(3)复合系统综述(multi-arm systematic review)

(4)累积 meta 分析(cumulative MA)

(5)个体患者资料的 meta 分析(individual patient data MA,IPD MA)

(6)前瞻性 meta 分析(prospective MA,PMA)

(7)网络 meta 分析(network meta-analysis)

三、习题

(一)名词解释

1. 循证医学
2. 证据演进的 5S 模式
3. 系统综述
4. meta 分析
5. 敏感性分析
6. 亚组分析
7. 发表偏倚
8. 失安全数

(二)填空题

1. 循证医学是________、________和________的有机结合。

2. 循证医学实践的基础包括________、________、________和________。

3. 循证医学实践包括________、________、________、________和________5 个步骤。

4. 循证医学证据提供模式演进的 5S 系统中,5S 分别指______、______、________、________和________。

5. 循证医学决策的三个要素是指________、________和______三个方面。

6. 系统综述的步骤包括________、________、________、________、________、________和________。

7. 进行 meta 分析时,如果各研究间无统计学异质性,采用______;若存在异质性,但合并资料仍具有临床意义,则采用______进行合并分析,并谨慎解释研究结果。如果存在严重异质性,要根据试验特征如性别、年龄等进行________分析,或进行______分析,或考虑协变量的影响进行______分析。

8. ________是指有统计学意义的结果较无统计学意义和无效的研究结果被报告和发表的可能性更大。

9. 最常见的识别发表偏倚的方法为__________。

10. 失安全数越____,说明 meta 分析的结果越稳定,发表偏倚对结果的影响越小,结论被推翻的可能性越____。

(三)单项选择题

【A1 型题】

1. Evidence-based Medicine 指的是

A. 传统综述 B. 系统回顾 C. 系统综述

D. 循证医学 E. 叙述性综述

2. 在循证实践过程中,常根据 PICO 格式来构建一个可以回答的临床问题,其中的 P 指的是

A. 干预措施 B. 可比对照 C. 研究对象

D. 结局指标 E. 研究问题

3. 关于循证医学的描述,下列选项**错误**的是

A. 随机对照试验及其系统综述的结论通常是最佳证据

B. 没有实验研究证据时不能实施循证医学

C. 循证医学适合于临床诊治,也适合于预防

D. 横断面研究证据有时还优于随机对照试验

E. 患者的意见是实践循证医学的重要考虑因素之一

4. 关于循证医学的实质,以下说法最为恰当的是

A. 循证医学就是进行系统综述和临床试验

B. 循证医学就是临床流行病学

C. 循证医学就是基于证据进行实践

D. 循证医学就是检索研究证据

E. 循证医学就是评价出最好的研究证据

5. 在下列研究类型中,指导临床实践或公共卫生干预,证据效力最高的研究是

A. 传统综述 B. 系统综述

C. 实验研究 D. 实验研究的 meta 分析

E. 分子流行病学研究的 meta 分析

6. 以下属于循证决策的影响因素的是

A. 证据 B. 现有资源 C. 价值取向

D. A+B+C　　E. A+B

7. Systematic review 指的是

A. 系统回顾　　B. 传统综述　　C. 系统综述

D. 叙述性综述　　E. 循证医学

8. 下列不是二次研究证据的是

A. 系统评价　　B. 证据概要　　C. 综合证据

D. 随机对照试验　　E. 临床实践指南

9. 异质性检验的目的是

A. 检查各个独立研究的统计学是否存在异质性

B. 检查各个独立研究的结果是否具有可合并性

C. 检查各个独立研究的干预措施是否存在异质性

D. 检查各个独立研究的研究对象临床特征是否存在异质性

E. 检查各个独立研究的方法学是否存在异质性

10. meta 分析中主要统计分析包括

A. 对各个独立的研究结果进行异质性检验,并根据检验结果选择适当模型进行加权合并各个研究的统计量

B. 计算各个独立研究的效应大小后按照 Mental-Haenszel 法进行合并分析

C. 对各个独立研究结果进行异质性检验和计算失安全数

D. 计算各个独立研究的效应大小和合并后的综合效应

E. 对各个独立研究结果进行异质性检验和 Mental-Haenszel 分层分析

11. 如果漏斗图呈明显的不对称,说明 meta 分析

A. 统计学检验效能不够　　B. 各个独立研究的同质性差

C. 合并效应值没有统计学意义　　D. 可能存在偏倚

E. 结果更不可靠

12. 失安全数越大,说明 meta 分析

A. 各个独立研究的同质性越好

B. 各个独立研究的同质性越差

C. 结果越稳定,结论被推翻的可能性越小

D. 结果越不稳定,结论被推翻的可能性越大

E. 结果可靠性越差

【A2 型题】

13. 在疾病的诊治过程中,将医生个人的临床经验与现有最好的临床科学证据相结合,同时

考虑患者的价值,最后为每个患者作出最佳诊治决策,属于

A. 实验医学　B. 现代医学　C. 临床医学

D. 基础医学　E. 循证医学

14. 在 meta 分析中,若入选的研究存在严重的异质性,合并效应时最好采用下列分析方法中的

A. 固定效应模型分析　B. 随机效应模型分析　C. 亚组分析

D. 敏感性分析　E. 漏斗图分析

【B 型题】

(15~17 题共用备选答案)

A. 随机效应模型　B. 亚组分析　C. 固定效应模型

D. 敏感性分析　E. meta 回归

15. 进行 meta 分析时,如果各研究间无统计学异质性,采用

16. 进行 meta 分析时,如果各研究间存在统计学异质性,但合并资料仍具有临床意义,采用

17. 进行 meta 分析时,如果各研究间存在严重异质性,要根据研究特征如性别、年龄等进行

(18~20 题共用备选答案)

A. 系统综述　B. meta 分析　C. 循证医学

D. 循证医疗卫生决策　E. 临床实践指南

18. 利用现有最好的证据制定关于个体患者的诊治方案属于

19. 把最好的证据用于患者群体和人群,制定保健策略和措施属于

20. 对某一研究问题的多项独立研究的结果进行收集、合并的统计方法属于

(21~22 题共用备选答案)

A. 引用偏倚　B. 发表偏倚　C. 文献检索偏倚

D. 多次发表偏倚　E. 有偏倚的入选标准

21. 具有统计学显著性意义的研究结果较无显著性意义和无效的结果被报告的可能性更大,属于

22. 检索文献时,通过文章后面所列的参考文献进一步查找其他相关文章,可带来

(四)简答题

1. 简述循证医学实践的步骤。

2. 简述系统综述的步骤和方法。

3. 系统综述和传统综述的区别是什么?

4. 异质性产生的原因有哪些?

5. 系统综述中常见的偏倚种类有哪些?

四、参考答案

（一）名词解释

1. 循证医学:循证医学是有意识地、明确地、审慎地利用现有最好的证据制定关于个体患者的诊治方案。

2. 证据演进的 5S 模式:5S 分别指 Studies(原始研究),Systematic Review(系统综述),Synopsis(证据概要),Summary(综合证据),和 System(证据系统)。原始研究是所有其他证据衍生品的基础,证据系统是提供证据的最高形式,因此,证据资源以原始研究为基础,以证据系统为终端,自下而上形成一个不断缩小的证据资源金字塔(pyramid of evidence)。

3. 系统综述:系统综述是应用一定的标准化方法,针对某一特定问题的相关研究报告进行全面、系统的收集,并对它们鉴定、选择和严格评价,从符合纳入标准的研究报告中提取相关资料,做整合性分析,最终得出综合性的结论。属于对研究文献的二次研究。

4. meta 分析:meta 分析是对某一研究问题的多项独立研究的结果进行收集、合并及统计分析的一种方法,通过该方法以获得能够代表这些研究的平均水平

5. 敏感性分析:敏感性分析是检查一定假设条件下所获结果的稳定性的方法,其目的是发现影响 meta 分析研究结果的主要因素,解决不同研究结果的矛盾性,发现产生不同结论的原因。

6. 亚组分析:亚组分析(subgroup analysis)是指针对不同研究特征进行资料的分析,例如将研究对象根据年龄、性别、病情轻重,干预措施不同的剂量或疗程等进行比较,主要目的是探讨临床异质性的来源,即识别效应修饰因素或评价交互作用。

7. 发表偏倚:指具有统计学显著性意义的研究结果较无显著性意义和无效的结果被报告和发表的可能性更大。对于无统计学意义的研究,研究者可能认为意义不大,不发表或推迟发表;作为杂志编辑则更有可能对这类论文退稿。

8. 失安全数:meta 分析中通过计算需多少阴性研究结果的报告才能使结论逆转,即失安全数,来估计发表偏倚的程度。失安全数越大,说明 meta 分析的结果越稳定,发表偏倚对结果的影响越小,结论被推翻的可能性越小。

（二）填空题

1. 最佳的证据　临床经验　患者价值

2. 最佳的研究证据　高素质的临床医生　临床流行病学的基础知识和基本方法　患者的参与

3. 提出一个临床实践问题　寻找回答这一问题的最佳证据　严格评价证据　应用最佳证据　后效评价

4. Studies(原始研究)　Systematic Review(系统综述)　Synopsis(证据概要)　Summary(综

合证据） System(证据系统）

5. 现有最好的证据 现有可用的资源 资源分配的价值取向

6. 选题和制定研究方案 检索和收集原始文献 根据入选标准选择合格的研究 评估入选研究的质量 提取信息、填写摘录表和建立数据库 汇总结果 总结报告

7. 固定效应模型 随机效应模型 亚组 敏感性 meta 回归

8. 发表偏倚

9. 漏斗图法

10. 大 小

（三）单项选择题

【A1 型题】

1. D 2. C 3. B 4. C 5. D 6. D 7. C 8. D 9. B 10. A 11. D 12. C

【A2 型题】

13. E 14. C

【B 型题】

15. C 16. A 17. B 18. C 19. D 20. B 21. B 22. A

（四）简答题

1. 简述循证医学实践的步骤。

完整的循证医学实践过程主要包括以下 5 个步骤：提出一个临床实践问题、寻找回答这一问题的最佳证据、严格评价证据、应用最佳证据和后效评价。

2. 简述系统综述的步骤和方法。

系统综述的步骤包括：①选题和制定研究方案；②检索和收集原始文献；③根据入选标准选择合格的研究；④评估入选研究的质量；⑤提取信息，填写摘录表，建立数据库；⑥汇总结果，进行异质性检验、meta 分析、敏感性分析和亚组分析；⑦总结报告，绘制森林图。

3. 系统综述和传统综述的区别是什么？

系统综述与传统综述的区别

	系统综述	传统综述
问题	常集中于某一问题	涉及面常较广
文献来源和收集	收集全面，有规定的步骤和策略	不系统、不全面，可能存在偏倚
文献筛选	根据统一标准筛选文献	没有统一标准，常存在偏倚
文献质量评价	有严格的评价标准	常没有，随意性较大
资料综合	定量综合，如 meta 分析	常为定性描述
结论	常是在证据的基础上得出	多是基于经验，有时在证据的基础上得出

4. 异质性产生的原因有哪些？

由于各独立研究的设计不同，进行试验的条件不同，试验所定义的暴露、结局及其测量方法不同，以及混杂因素的存在均可能产生异质性。

5. 系统综述中常见的偏倚种类有哪些？

发表偏倚、文献检索偏倚、引用偏倚、多次发表偏倚、有偏倚的入选标准、权重偏倚。

（张彩霞 陈维清）

第十九章

恶性肿瘤

一、学习目标

1. 掌握　恶性肿瘤流行病学的定义及研究内容；恶性肿瘤的全球流行特征；我国主要恶性肿瘤的流行特征。

2. 熟悉　全球及我国恶性肿瘤的疾病负担；恶性肿瘤的危险因素和三级预防措施。

3. 了解　恶性肿瘤的定义和分类；全球肿瘤预防策略；我国癌症预防与控制总方针及总目标。

二、重点和难点内容

恶性肿瘤又简称为癌症(cancer)，它的特征是细胞变异和增殖失控，扩张性增生形成新生物(neoplasm)，肿瘤组织无限制增长，并通过淋巴系统向远端转移，侵袭其他脏器，最终导致机体衰亡。恶性肿瘤是威胁人类健康的最严重疾病之一，随着人口的增长、人口结构的变化以及生活方式和生活环境的改变，全球常见恶性肿瘤的总体发病率和死亡率呈上升趋势，肿瘤的预防和控制是当今各国面临的重要公共卫生问题之一。恶性肿瘤流行病学(cancer epidemiology)主要研究恶性肿瘤在人群中的分布及其影响因素，探索恶性肿瘤的病因，制定相应的防治策略和措施并加以评价，最终达到降低人群恶性肿瘤的发病率和死亡率的目的。肿瘤流行病学研究内容包括肿瘤监测、病因研究和干预研究三个主要部分。恶性肿瘤的预防是一项应由政府主导，全社会参与的，持久的，系统的工程，措施包括一级预防(病因预防)、二级预防(早期发现、早期诊断、早期治疗)和三级预防(康复治疗和关怀)。一级和二级预防是恶性肿瘤预防的关键措施。

(一) 流行特征

1. 时间趋势　从世界范围来看，恶性肿瘤总发病率和死亡率呈逐年上升趋势，虽然在全球范围内部分恶性肿瘤如肺癌、胃癌、食管癌和女性宫颈癌的年龄标化发病率略有下降，但随着人口增长及人口结构的老龄化，几乎所有恶性肿瘤的新发病例数仍在逐年增长。由于医疗条件的改善，全球大部分国家和地区的恶性肿瘤死亡率有所下降，但部分欠发达地区恶性肿瘤死亡率仍在不断上升。恶性肿瘤发病率和死亡率的时间动态变化，提示了相应的危险因素或保护因素的变化。人均期望寿命延长、老龄人口比例增加是全球肿瘤发病持续增加的主要原因。同时，社会环境、自然环境、生活行为习惯（如吸烟、饮酒、性行为）和膳食结构的改变，以及癌症预防措施（控烟、膳食指导、环境保护、肿瘤早诊早治等）的实施，也决定了各国肿瘤负担的变化趋势。

2. 地区分布 不同地区、国家的恶性肿瘤流行特征明显不同。大部分癌症在高发区、低发区的差别可达 10 倍左右。一般说来，经济发达国家的高发的肿瘤有肺癌、乳腺癌、大肠癌和前列腺癌；欠发达地区常见肿瘤有肺癌、乳腺癌、肝癌、胃癌、宫颈癌。恶性肿瘤在城乡间有明显的差异。由于环境污染和生活行为方式的影响，城市的肺癌、乳腺癌、大肠癌等发病率普遍高于农村；由于卫生条件、经济因素的影响，农村的食道癌、胃癌、肝癌和宫颈癌发病率高于城市。

3. 人群特征 除女性或男性特有的肿瘤，如乳腺癌、子宫内膜癌、卵巢癌、宫颈癌、睾丸癌及前列腺癌外，大多数恶性肿瘤发病率都是男性高于女性。这可能与男性在日常生活及职业工作中接触环境致癌因素的风险高于女性有关，此外，也有学者认为不同的激素类型可能影响致癌物在体内的代谢过程。儿童期男女恶性肿瘤发病率比为 1.2∶1，以后随着年龄增长逐渐增高，60 岁以后发病率性别比约为 2∶1。肿瘤发病的种族差异提示不同种族的生活方式、遗传易感因素和环境因素可能与肿瘤发生有关。

4. 我国主要恶性肿瘤的流行特征 我国男性前 5 位发病的肿瘤排序为：肺癌、胃癌、肝癌、食管癌和结直肠癌；女性前 5 位发病肿瘤分别为乳腺癌、肺癌、胃癌、结直肠癌和食管癌。在女性中，这些常见肿瘤约占全部恶性肿瘤的 56.9%；而在男性中，这一比例则高达 74.3%。结直肠和乳腺癌的死亡率呈明显的上升趋势，胃癌、食管癌和肝癌的死亡率则有了明显下降。

（二）危险因素

恶性肿瘤的发病是多因素、多阶段、多效应的复杂过程。虽然环境因素是肿瘤发生的始动因素，但个体的自身因素，如遗传特质、年龄、性别、免疫和营养状况等，在肿瘤的发生和发展过程中也具有重要作用。根据危险因素的来源，可分为环境致癌因子和机体内源性因素（免疫、内分泌和遗传因素）。流行病学关注的恶性肿瘤的病因通常是宏观可控的因素。

1. 环境致癌因子

（1）物理因素：电离辐射（X、γ、α、β 射线等）可引起人类多种恶性肿瘤，包括肺癌、乳腺癌、白血病、恶性淋巴瘤、多发骨髓瘤、甲状腺癌、皮肤癌等。电离辐射来源广泛，包括天然辐射源氡（α 射线）和紫外线，原子核泄漏或核爆炸，以及医用和工业用辐照（X 射线和 γ 射线）。

（2）化学因素：明确的环境化学致癌物主要来源于烟草、饮酒、饮用水、食物、药物以及工农业生产过程。

（3）生物因素：目前至少有 8 种病毒已被证实与人类恶性肿瘤有关。除了病毒，其他生物致癌因素还包括细菌和寄生虫等。

2. 机体内源性因素

（1）免疫、内分泌及社会心理因素：免疫系统与肿瘤的发生密切相关，肿瘤细胞可以通过一种或多种机制逃避免疫系统的攻击或不能激发特异性抗肿瘤免疫，使得肿瘤可以发生和发展。社会心理因素也是恶性肿瘤的重要危险因素之一，重大不良生活事件、抑郁、退缩的C型性格引起持续的心理应激状态，可能导致机体神经内分泌系统紊乱和免疫力下降，从而增加患癌的风险。

（2）遗传因素：恶性肿瘤通常有一定的家族聚集性和种族差异，遗传因素对肿瘤的发生也起到重要作用。遗传因素对有聚集性的和散发的肿瘤都有影响。

（三）预防策略与措施

1. 预防策略　恶性肿瘤防控的目的是降低癌症的发病率和死亡率，这是一项全社会参与的，持久的，系统的工程。WHO的全球肿瘤预防策略（Global Cancer Policy）包括“病因预防为主”“治疗和关怀并重”和“政府主导和全社会参与”。目前，我国的肿瘤防控策略是建立在我国的肿瘤特点和经济发展、卫生资源水平以及我国新时期卫生工作方针基础上的，具体是：①坚持“预防为主”及“以农村为重点”及“中西医并重”的卫生工作方针”；②癌症防治与其他重大疾病防治相结合，提高疾病防治的综合效益；③重视农村和部分城镇肿瘤高发区，因地制宜开展癌症预防和早诊早治工作；④政府领导，全社会参与。2015年，国家卫生和计划生育委员会发布《中国癌症防治三年行动计划（2015-2017年）》提出现阶段癌症防控目标为：坚持预防为主、防治结合、中西医并重，加强癌症防治体系建设，提高癌症防治能力，实施癌症综合防治策略和措施，为遏制癌症增长、降低癌症疾病负担奠定基础。

2. 预防措施　恶性肿瘤的预防措施包括一级预防（病因预防）、二级预防（早诊和早治）和三级预防（康复治疗和关怀）。恶性肿瘤的预防以病因预防和早诊早治为重点，病因预防多采取干预全人群和高危人群相结合的策略，早诊早治则多采取高危人群策略。

（1）一级预防：主要是针对控制和消除癌症的主要危险因素进行，如改变不良的生活行为方式；合理膳食和体力活动；环境保护和职业防护；控制感染。

（2）二级预防：通过自我识别和常规肿瘤筛查提高癌症早诊早治率，从而阻断癌变进展。其中，癌症筛查是指通过简便有效的检查和诊断方法，从表面健康的无症状人群中发现癌前病变者或早期癌患者，常采用高危人群策略。各国应根据各类肿瘤的疾病负担；筛查技术、后续诊治方法是否成熟；早期治疗能否改善预后；以及本国的经济和卫生资源水平选择优先开展筛查的肿瘤类型。WHO目前推荐可优先开展筛查的恶性肿瘤包括宫颈癌、乳腺癌、结直肠癌、前列腺癌等。

（3）三级预防：指针对现患肿瘤患者防止复发，减少其并发症，防止致残，提高生存率和康复率，以及减轻由肿瘤引起的疼痛，提高生活质量，促进康复等措施，如三阶梯止痛、临终关怀等。

肿瘤的三级预防涵盖了患者诊断后的所有医疗干预内容,要求专业诊治机构、社区、家庭及患者共同参与,运用综合干预的方法提高患者的整体健康和生存质量。

三、习题

(一)名称解释

1. 癌症
2. 恶性肿瘤流行病学
3. 癌症预防

(二)单项选择题

【A1 型题】

1. 全球癌症发病顺位依次为
   A. 胃癌、肺癌、乳腺癌、大肠癌
   B. 乳腺癌、肺癌、大肠癌、胃癌
   C. 大肠癌、肺癌、乳腺癌、胃癌
   D. 大肠癌、乳腺癌、肺癌、胃癌
   E. 肺癌、乳腺癌、大肠癌、胃癌
2. 全球癌症死亡顺位依次为
   A. 肺癌、乳腺癌、大肠癌、胃癌
   B. 大肠癌、肺癌、胃癌、肝癌
   C. 胃癌、肝癌、肺癌、大肠癌
   D. 肺癌、肝癌、胃癌、大肠癌
   E. 肺癌、大肠癌、胃癌、肝癌
3. 2015 年,我国男性前 5 位发病的肿瘤排序是
   A. 肺癌、胃癌、肝癌、食管癌和大肠癌
   B. 肺癌、肝癌、胃癌、大肠癌、食管癌
   C. 肺癌、胃癌、肝癌、乳腺癌、膀胱癌
   D. 胃癌、肝癌、乳腺癌、肺癌、膀胱癌
   E. 肺癌、胃癌、大肠癌、膀胱癌、食管癌
4. 2015 年,我国女性前 5 位发病的肿瘤排序是
   A. 肺癌、胃癌、大肠癌、食管癌、肺癌
   B. 乳腺癌、肺癌、肝癌、大肠癌、食管癌
   C. 乳腺癌、肝癌、胃癌、肺癌、结直肠癌
   D. 乳腺癌、肺癌、胃癌、结直肠癌、食管癌
   E. 肝癌、肺癌、胃癌、食管癌、大肠癌
5. 下列**不属于**我国食管癌高发地区的是
   A. 太行山区
   B. 四川省盐亭
   C. 安徽大别山区
   D. 福建
   E. 江苏启东
6. 与鼻咽癌发病有关的生物因素是
   A. 乙型肝炎病毒
   B. EB 病毒
   C. 甲肝病毒
   D. 流感病毒
   E. 人免疫缺陷病毒 I 型
7. 氡气作为致病原因的肿瘤是

A. 肺癌　B. 皮肤癌　C. 胃癌

D. 肝癌　E. 宫颈癌

8. 下面**不是**致癌的生物因素是

A. 乙型肝炎病毒　B. 甲型肝炎病毒

C. 幽门螺杆菌　D. 人T细胞白血病病毒I型

E. 人乳头状瘤病毒16型

9. 与大肠癌的发病**无关**的因素是

A. 食物热能过高　B. 纤维素过少　C. 食品粗糙

D. 体力活动过少　E. 脂肪总摄入量过高

10. 最常见的职业肿瘤是

A. 肺癌和膀胱癌　B. 皮肤癌和大肠癌　C. 胃癌和肝癌

D. 宫颈癌和白血病　E. 前列腺癌和睾丸癌

11. 目前认为肿瘤一级预防的主要措施是

A. 提供高质量的卫生服务　B. 基因治疗

C. 改变人们的不良的生活行为方式　D. 防止近亲结婚

E. 肿瘤的姑息疗法

12. 下列属于原发性肝癌的一级预防的是

A. 新生儿接种乙型肝炎疫苗　B. 手术治疗

C. 普查　D. 筛检

E. 康复治疗

13. 下列**不适于**早期筛检的肿瘤是

A. 直肠癌　B. 肺癌　C. 宫颈癌

D. 结肠癌　E. 乳腺癌

14. 人群的预期寿命延长以后,肯定增加的肿瘤发病指标是

A. 总人群的粗发病率　B. 总人群年龄标化发病率

C. 老龄人群的标化发病率　D. 青壮年人群的粗发病率

E. 儿童的粗发病率

15. 以下**不符合**我国恶性肿瘤流行病学特征的是

A. 肺癌发病和死亡率逐年上升　B. 发展中国家和发达国家高发癌谱并存

C. 农村的发病率和死亡率高于城市　D. 肝癌的高发区在东南沿海地区

E. 我国是胃癌高发国家

【A2 型题】

16. 有家族肿瘤史、家族息肉史、息肉溃疡史的50岁以上人群,应每年进行一次大便潜血试验,以便早发现

A. 宫颈癌　　B. 胃癌　　C. 大肠癌
D. 前列腺癌　　E. 乳腺癌

17. 近30年来,部分发达国家全面开展了控烟、膳食指导、环境保护、肿瘤早诊早治等干预措施,美国、加拿大、西欧等国男性肺癌、大肠癌发病率已趋于平稳或略有下降,这些干预措施属于肿瘤的

A. 一级预防　　B. 二级预防　　C. 三级预防
D. 包含了一级和二级预防　　E. 包含了一级、二级和三级预防

(三)简答题

1. 简述恶性肿瘤的年龄别发病特征,试举例说明。
2. 癌症主要的危险因素有哪些?
3. 简述适合筛检的癌症要求,可进行早期筛检的恶性肿瘤有哪些?
4. WHO 和我国提出的肿瘤防控策略是什么?

四、参考答案

(一)名词解释

1. 癌症:恶性肿瘤又简称为癌症,它的特征是细胞变异和增殖失控,扩张性增生形成新生物,肿瘤组织无限制增长,并通过淋巴系统向远端转移,侵袭其他脏器,最终导致机体衰亡。

2. 恶性肿瘤流行病学:恶性肿瘤流行病学主要研究恶性肿瘤在人群中的分布及其影响因素,探索恶性肿瘤的病因,制定相应的防治措施并对这些措施加以评价,最终达到降低人群恶性肿瘤的发病率和死亡率的目的。

3. 癌症预防:是以人群为对象、以降低癌症发病率和死亡率为目的的肿瘤学分支,是人类抗癌活动的重要组成部分。为了控制恶性肿瘤病情,降低恶性肿瘤对人类的伤害,必须贯彻预防为主的方针,防治结合,才能有效地降低恶性肿瘤发病率和死亡率。

(二)单项选择题

【A1 型题】

1. E　2. D　3. A　4. D　5. E　6. B　7. A　8. B　9. C　10. A　11. C　12. A　13. B　14. A　15. C

【A2 型题】

16. C　17. D

（三）简答题

1. 简述恶性肿瘤的年龄别发病特征，试举例说明。

（1）婴幼儿期发生的肿瘤通常与胚胎形成期细胞、组织分化异常有关，常见的有肾母细胞瘤、神经母细胞瘤、胚胎期横纹肌肉瘤等。这类肿瘤较为罕见，多在婴幼儿期或幼童期发病，以后下降。

（2）儿童、青少年期发生的肿瘤与早期（胎儿期、婴幼儿期）暴露于致癌因素关系密切，常见的肿瘤有各种类型的白血病、脑瘤等。

（3）青壮年期的肿瘤与早期接触环境致癌物的量和持续时间有关。在青壮年阶段，职业性的肿瘤如肝癌、肺癌、膀胱癌和白血病高发。

（4）壮年期及老年期是肿瘤的高发年龄段，这与致癌物长期作用有关，常见肿瘤有肺癌、肝癌、胃癌、结直肠癌、前列腺癌、食管癌、膀胱癌等。这类肿瘤的发病率可随年龄增长而持续增加，如肺癌、胃癌、结直肠癌、食管癌等；也可能上升一段时间后下降（肝癌），这可能是不同年龄段对致癌因素的易感性不同，也可能是与某些危险因素引起的肿瘤有较长的癌变期有关。

（5）部分肿瘤在不同年龄段发病率有所波动，如乳腺癌在绝经前和绝经后分别有两个高峰，提示激素内分泌因素改变与乳腺癌关系密切，且绝经前后可能有不同的致病因子。

2. 癌症主要的危险因素有哪些？

恶性肿瘤的发病潜伏期较长，是多因素、多效应、多阶段的过程，其危险因素是包括多方面的。

（1）环境致癌因子：①物理因素，以电离辐射（X 线、γ 射线）最为主要；②化学因素，如吸烟、膳食、药物因素、被污染的饮用水和含酒饮料、空气污染物、职业因素等；③感染因素：包括病毒、真菌、寄生虫等，其中以病毒与人体肿瘤的关系最为重要，研究也最深入。

（2）机体内源性因素：①免疫、内分泌及社会心理因素，与内分泌相关的肿瘤有乳腺癌、卵巢癌、睾丸癌等。初潮早、绝经晚、未经生育或未经哺乳等因素是乳腺癌的危险因素。独特的感情生活史、个体的性格特征以及精神心理因素等与恶性肿瘤有一定关系。②遗传易感性因素：遗传因素对肿瘤的发生也起到重要作用。遗传因素对有聚集性的和散发的肿瘤都有影响。

3. 简述适合筛检的癌症要求，可进行早期筛检的恶性肿瘤有哪些？

适合筛检的癌症要求：①发病率、死亡率高，危害严重；②具有有效的手段发现早期病变；③具有有效的手段根治病变于早期阶段，远期预后明显优于中晚期治疗；④符合成本效益原则。

WHO 推荐可优先开展筛查的恶性肿瘤包括宫颈癌、乳腺癌、结直肠癌、前列腺癌等。

4. WHO 和我国提出的肿瘤防控策略是什么？

WHO 和我国的肿瘤预防策略有以下内容：WHO 制定的全球肿瘤预防策略（Global Cancer Policy）包括“病因预防为主”、“治疗和关怀并重”和“政府主导和全社会参与”。目前，我国的肿瘤防控策略是建立在我国的肿瘤特点和经济发展、卫生资源水平以及我国新时期卫生工作方针基础上的,具体是:①坚持"预防为主"及"以农村为重点"及"中西医并重"的卫生工作方针";②癌症防治与其他重大疾病防治相结合,提高疾病防治的综合效益;③重视农村和部分城镇肿瘤高发区,因地制宜开展癌症预防和早诊早治工作;④政府领导,全社会参与。

(钟 荣 缪小平)

第二十章

糖尿病

一、学习目标

1. 掌握　糖尿病的危险因素、预防策略与措施。

2. 熟悉　糖尿病的流行特征。

3. 了解　糖尿病的诊断与分型。

二、重点和难点内容

(一)糖尿病的诊断与分型

1. 糖尿病的诊断标准　WHO 于 1999 年提出糖尿病新的诊断标准,即:有典型糖尿病症状,且任何时候血糖≥11.1mmol/L(200mg/dl);或空腹血糖(FPG)≥7.0mmol/L(126mg/dl);或糖耐量试验(OGTT)中,葡萄糖负荷(75g 无水葡萄糖)后 2 小时血糖(2h PG)≥11.1mmol/L(200mg/dL)。在估计糖尿病患病率和发病率的流行病学研究中,对于糖尿病的诊断标准应该采用 FPG≥7.0mmol/L(126mg/dL)。

2. IFG 或 IGT 的诊断标准　当 FPG≥6.1mmol/L 且<7.0mmol/L,负荷后 2 小时血糖<7.8mmol/L,称为空腹血糖受损(IFG);当 FPG<7.0mmol/L,负荷后 2 小时血糖≥7.8mmol/L 且<11.1mmol/L,称为糖耐量减低(IGT)。

3. 糖尿病的分型　目前糖尿病的分型采用的是基于病因的分型方案,分为 1 型糖尿病、2 型糖尿病、其他特殊类型和妊娠期糖尿病四种类型。

(二)糖尿病的流行特征

1. 地区分布

(1)国家和地区间分布:西太平洋地区(包括中国)的成年患病人数最多,北美及加勒比海地区的患病总人数虽位列第四,但患病率最高,非洲患病人数及患病率最低。目前糖尿病患病人数最多的国家为中国,其次为印度、美国。1 型糖尿病发病率在不同国家和地区分布差异很大。全球以意大利撒丁岛和北欧的芬兰发病率最高,其他欧美国家发病率中等,亚洲国家(如中国、日本和朝鲜)以及美国印第安人、墨西哥人、智利人、秘鲁人的发病率最低,非洲和拉丁美洲发病率也较低,存在着越远离赤道发病率越高的现象。我国1型糖尿病的发病基本呈现以长江为界北高南低的特点。2型糖尿病的患病率在不同国家及同一国家不同地区间亦不同。西太平洋及北美地区患病率最高,高收入国家2型糖尿病的患病率较高。

(2)城乡分布:我国城市市区儿童1型糖尿病的发病率显著高于郊县和农村。2型糖尿病的患病率因经济发展水平的不同,在城市和乡村分布亦有所不同。

2. 人群分布

(1)性别和年龄分布:1型糖尿病的发病率男、女性别相近,高发年龄为青春期,发病风险最高的年龄段是10~14岁,青少年以后,发病率下降;近年来在欧洲呈现出5岁以下儿童加快的现象。2型糖尿病的患病率男、女性别多有差异:西欧与美国女性患病率高,韩国及日本男性患病率高,我国的男性患病率亦略高于女性;随年龄增加而上升,并出现了发病年轻化的趋势。

(2)种族和民族等分布:美国白种人1型糖尿病发病率显著高于黑人,非西班牙语种人的危险性是西班牙语种人群的2.5倍。亚洲国家1型糖尿病发病率明显低于欧洲国家,黄种人也明显低于其他人种。我国<15岁儿童发病率的民族差异较大,以哈萨克族最高,满族最低。世界上不同种族2型糖尿病患病率亦不同,患病率最高的是美国亚利桑那州的比马印第安人,最低的是阿拉斯加的因纽特人及Athabansca印第安人。

(3)时间分布:1型糖尿病的发病有一定季节性。1型和2型糖尿病发病均呈现持续增长趋势。

(三)糖尿病的危险因素

1. 1型糖尿病的危险因素 1型糖尿病的发生可能与T细胞介导的自身免疫导致β胰岛细胞的选择性破坏、胰岛素分泌减少和绝对缺乏有关。主要危险因素包括:遗传因素、病毒感染、自身免疫,其他环境因素如牛乳人工喂养、饮食中维生素和抗氧化剂以及一些化学品和药物等。

2. 2型糖尿病的危险因素 2型糖尿病主要是由遗传和环境因素引起外周组织胰岛素抵抗和胰岛素分泌缺陷,导致机体胰岛素相对或绝对不足,使葡萄糖摄取利用减少而引发。主要危险因素包括:遗传因素、肥胖(或超重)、体力活动不足、膳食因素、早期营养、糖耐量减低、胰岛素抵抗、妊娠糖尿病、社会经济状况、高血压及其他易患因素如社会心理因素、出生及1岁时低体重、服药史、心血管疾病史等。

(四)糖尿病的预防策略与措施

1. 预防策略 糖尿病的有效控制应该包括三级预防:旨在减少糖尿病发病率的一级预防;通过早发现、早诊断和早治疗尽快对高血糖等生化异常的控制,进而减少糖尿病并发症患病率的二级预防;以及减少或延缓糖尿病并发症致残、早亡和提高生命质量的三级预防。

2. 预防措施

(1)一级预防:一级预防措施的对象是一般人群,目的是预防和延缓易感高危人群和高危社区发生糖尿病。一级预防措施包括:①通过健康教育和健康促进手段,提高全社会对糖尿病危害的认识;②提倡健康的生活方式,加强体育锻炼和体力活动;③提倡膳食平衡,注意蛋白质、脂肪和碳水化合物摄入的比例,多吃蔬菜和水果,戒烟限酒,限盐,防止能量的过度摄入;④预防和控制肥胖。

(2)二级预防:二级预防主要是针对高危人群,进行科学合理的筛查。

(3)三级预防:通过健康教育提高患者对糖尿病的认识,采取合理的治疗手段,进行血糖的自我监测,通过规范的药物治疗、饮食治疗和体育锻炼,控制血糖稳定。对已发生并发症的患者主要采取对症治疗、预防病情恶化、防止伤残和加强康复等措施,以降低糖尿病的死亡率、病死率,提高患者的生活质量。

三、习题

(一)单项选择题

【A1 型题】

1. 糖尿病的流行特征不包括

A. 患病率最高的是北美及加勒比海地区

B. 1 型糖尿病的高发年龄为青春期

C. 2 型糖尿病的患病率随年龄增加而上升,在 40 岁以上人群中患病率显著升高

D. 1 型糖尿病的发病有一定季节性,2 型糖尿病的发病无明显季节性

E. 2 型糖尿病的患病率男、女性别差异不大

2. 下列是 1 型糖尿病的主要危险因素的是

A. 体力活动不足　B. 肥胖或超重　C. 遗传因素

D. 早期营养　E. 高能饮食

3. 2 型糖尿病的可能危险因素不包括

A. 遗传因素　B. 感染　C. 缺少运动

D. 高能饮食　E. 胰岛素抵抗

(二)简答题

1. 2 型糖尿病的危险因素有哪些?

2. 简述糖尿病的一级预防的目的与措施。

四、参考答案

（一）单项选择题

【A1 型题】

1. E 2. C 3. B

（二）简答题

1. 2 型糖尿病的危险因素有哪些？

遗传因素、肥胖（或超重）、体力活动不足、膳食因素、早期营养、糖耐量减低、胰岛素抵抗、妊娠糖尿病、社会经济状况、高血压及其他易患因素如文化程度、社会心理因素、出生及 1 岁时低体重、服药史（如皮质激素）、心血管疾病史等。

2. 简述糖尿病的一级预防的目的与措施。

糖尿病的一级预防的目的是预防和延缓易感高危人群和高危社区发生糖尿病。一级预防措施包括：①通过健康教育和健康促进手段，提高全社会对糖尿病危害的认识；②提倡健康的生活方式，加强体育锻炼和体力活动；③提倡膳食平衡，注意蛋白质、脂肪和碳水化合物摄入的比例，多吃蔬菜和水果，戒烟限酒，限盐，防止能量的过度摄入；④预防和控制肥胖。

（曾小云 刘 顺）

第二十一章

流行性感冒

一、学习目标

1. 掌握　流感病毒变异的种类及其流行病学意义；流感的流行过程、预防策略与措施。

2. 熟悉　人感染高致病性禽流感及2009年甲型H1N1流感的流行过程及防控策略。

3. 了解　流感病毒的分类与命名规则、变异机制、致病力与免疫力；流感的流行特征。

二、重点和难点内容

（一）病原学

1. 流感病毒的结构与分类

（1）流感病毒的结构：流感病毒在分类上属正黏病毒科，是多形性有包膜病毒，多为球形，直径80~120nm。

其病毒颗粒结构由外至内分为三层。①最外层有两种表面抗原，即血凝素（hemagglutinin，HA）抗原；神经氨酸酶（neuraminidase，NA）抗原。②中间层为类脂膜下面的基质蛋白（matrix protein 1，M1）形成的厚的球形蛋白壳。③最内层为核衣壳，由病毒基因组与核蛋白（nucleoprotein，NP）组成。

NP和M1是决定流感病毒型别的主要型特异性抗原。

（2）流感病毒的分类：根据流感病毒NP和M1抗原特异性及其基因特性的不同，分为甲（A）、乙（B）、丙（C）三型。

2. 抗原变异

（1）变异种类：包括抗原漂移和抗原转换。

（2）变异机制：抗原漂移的主要原因是病毒抗原基因的突变及宿主对病毒选择作用的结果。而抗原转换的机制主要是病毒株表面抗原发生一种或两种变异，形成新的亚型，从而导致流感大流行。

3. 致病力

（1）抵抗力

(2)致病性

4. 免疫力

(1)体液免疫

(2)细胞免疫

(3)局部免疫

(二)流行过程

1. 传染源 包括患者、隐性感染者和动物传染源。

2. 传播途径 主要经飞沫传播,也可通过接触被污染的物品后触摸口腔、鼻腔或眼睛获得感染。

3. 易感人群 人对流感病毒普遍易感。各型流感病毒之间无交叉免疫,不同亚型间仅有部分交叉免疫。

(三)流行特征

1. 流行概况

2. 流行分布

(1)时间分布

1)季节性:在温带地区,流感大多呈现明显的冬春季流行高峰;而在热带或亚热带地区,流感流行的季节性不是特别明显。

2)周期性:甲型流感病毒流行呈现一定的周期性,这种周期性流行与亚型病毒变异及人群免疫水平有关;乙、丙型流感周期性并不明显。

3)长期变异:流感的长期变异主要表现在流感病毒的抗原转换,其结果常导致世界性大流行。

(2)人群分布:流感发病率在男女之间没有差异。各年龄组人群均可发病,其中儿童感染率最高。但老年人、婴幼儿、慢性病患者、孕妇等高危人群的流感并发症发病率、住院率和死亡率最高。

(3)地区分布:流感在世界各地均可发生,但各地之间的发病率可存在较大差异。一般总是先城市后农村,先平原后山区,沿交通路线发展。

(4)超额死亡率:指流感流行高峰期的观察死亡率与非流行期死亡率基线之差,用来估计流感流行所导致的疾病负担。

(四)预防策略与措施

1. 全球应对流感大流行的准备

2. 疫情监测

(1)流感监测目的:①掌握疫情动态、流行规律,及早发现疫情;②掌握流感病毒的分布和变异情况；③掌握人群免疫水平变化情况；④评价疫苗效果；⑤为流感流行趋势的预测、预警和制定防制措施提供科学依据；⑥不断筛检新的疫苗代表株。

(2)监测内容:包括流行病学监测和病原学监测。

(3)监测的注意事项

3. 流感疫苗 每年在流感流行季节之前对易发生并发症的高危人群进行免疫接种是减少流感危害，即预防流感及其严重并发症、减轻流感疾病负担的最有效方法。

4. 药物预防 流感抗病毒药物可分为神经氨酸酶抑制剂和 M2 离子通道抑制剂两大类。

5. 疫情暴发的控制

(1)预防策略:①采取加强监测、免疫预防为主的综合防制措施。②加强全国流感监测网络建设，提高工作质量。③扎实抓好流感监测的核心任务。④制定国家流感疫苗免疫指导性方案，做好重点人群免疫。

(2)预防措施:①早发现、早诊断、早报告、早隔离。②对接触者的措施。

(五)两种重要的流感

1. 人感染高致病性禽流感

(1)流行概况

(2)流行过程

1)传染源:传染源多为患禽流感或携带禽流感病毒的鸡、鸭、鹅等家禽，目前仅出现有限的人际间传播。

2)传播途径:禽流感病毒主要经呼吸道传播，通过密切接触感染禽类、人禽流感患者及其分泌物、排泄物等，以及直接接触病毒毒株被感染。

3)易感人群:一般认为任何年龄人群均具有易感性。与不明原因病死家禽或感染、疑似感染禽流感家禽密切接触的人员为高危人群。

(3)预防策略与措施

1)控制传染源:加强禽类疾病的监测；加强对人禽流感医学观察病例、疑似病例、临床诊断和确诊病例的管理；加强检测标本和实验室禽流感病毒毒株的管理。

2)阻断传播途径:对禽类养殖场、市售禽类摊档、屠宰厂进行彻底消毒，对死禽及禽类废弃物应销毁或深埋。针对可能的人间传播途径，应对患者所在单位、家庭进行彻底消毒。

3)保护易感者:针对易感者的预防措施主要是免疫预防、药物预防和个人防护。

2. 甲型 H1N1 流感

(1)流行过程

1)传染源:甲型 H1N1 流感患者为主要传染源，无症状感染者也具有一定的传染性。目前尚无动物传染人类的证据。

2)传播途径:主要通过飞沫经呼吸道传播,也可通过口腔、鼻腔、眼睛等处黏膜直接或间接接触传播。接触患者的呼吸道分泌物、体液和被病毒污染物品亦可能造成传播。

3)易感人群:人群对甲型 H1N1 流感病毒普遍易感。

(2)预防策略和措施:在出现甲型 H1N1 流感疫情后,各国采取的主要防控措施包括:①疾病监测;②药物干预;③疫苗接种;④增加社会距离;⑤国境检疫;⑥信息沟通和公众健康教育。

三、习题

(一)名词解释

1. 抗原漂移　　2. 抗原转换

3. 超额死亡率

(二)填空题

1. 流感病毒在分类上属正黏病毒科,其病毒颗粒结构由外至内分为三层,最外层有两种表面抗原,即________抗原和________抗原。

2. 流感流感病毒抗原变异的种类包括________和________。

3. 流感监测的内容包括________和________。

4. 禽流感病毒可分为高致病性和低致病性两大类,其中高致病性禽流感是由________和________亚型某些毒株引起的疾病。

(三)单项选择题

【A1 型题】

1. 决定流感病毒型别的主要型特异性抗原是

A. HA 和 NA　B. NP 和 M1　C. NP 和 HA

D. M1 和 NA　E. NP 和 NA

2. 流感病毒易于发生变异的主要原因是

A. 核蛋白抗原　B. 表面抗原

C. 膜蛋白抗原　D. 其基因组由 8 个节段的单链 RNA 组成

E. 类脂质

3. 流感病毒最突出的变异是

A. 对不同种属红细胞的凝聚力　B. 对非特异性抑制素的敏感性

C. 抗原变异　D. 对温度的敏感性

E. 病毒的传播力与毒力

4. 最易发生抗原变异的流感病毒是

A. 甲型流感病毒　B. 乙型流感病毒　C. 丙型流感病毒

D. 甲1型流感病毒　　E. 新甲1型流感病毒

5. 有关流感病毒的叙述不正确的是

A. 在0~4℃可存活数周

B. 不耐热

C. 抗生素对流感病毒无效

D. 不耐酸

E. 对乙醚、乙醇、甲醛、丙酮、氯仿等都不敏感

6. 有关流感病毒血凝素抗体的叙述错误的是

A. 是流感主要的保护性抗体

B. 血凝素抗体为型特异性抗体

C. 从呼吸道分泌物和血清中均可检出

D. 随着抗原漂移,其抗体保护性减弱

E. IgG在感染后4~7周达高峰

7. 人感染流感病毒产生的主要的保护性抗体是

A. 抗MP抗体

B. 抗NA抗体

C. 受病毒抗原诱导的细胞毒性T细胞及辅助T细胞

D. 抗NP抗体

E. HA抗体

8. 流感流行的最重要传染源是

A. 潜伏期感染者　　B. 典型患者　　C. 恢复期患者

D. 隐性感染者　　E. 受感染的动物

9. 禽流感的主要传染源是

A. 携带禽流感病毒的鸡鸭的粪便

B. 患流感病毒污染的鸡鸭的羽毛

C. 患禽流感或携带禽流感病毒的鸡鸭

D. 残留有禽流感病毒的病禽肉

E. 受禽流感病毒污染的水

10. 有关流感的人群易感性的描述不正确的是

A. 由于母体抗体的保护,新生儿的易感性较低

B. 人对流感病毒普遍易感

C. 老年人的易感性较低

D. 不同亚型之间有部分交叉免疫

E. 各型病毒之间无交叉免疫

11. 不同纬度地区流感的季节性流行有着不同的特征，下列说法正确的是

A. 流感大流行期间，高峰期可发生改变

B. 在温带地区，流感大多呈现明显的秋冬季流行高峰

C. 在温带地区，流感流行的季节性不是特别明显

D. 在温带地区，一年内通常会在秋冬季和夏季出现两次流行高峰

E. 在热带或亚热带地区，流感大多呈现明显的冬春季流行高峰

12. 有关流感地区分布特征的描述**错误**的是

A. 在世界各地均可以发生　　B. 一般是城市后农村

C. 先平原后山区　　D. 各地发病率水平相近

E. 流行往往沿交通线发展

13. 估计流感流行所导致的疾病负担所选用的指标是

A. 发病率　　B. 罹患率　　C. 超额死亡率

D. 病死率　　E. 死亡率

14. 下列**不适用**于全病毒灭活流感疫苗的人群是

A. 6 岁以下儿童　　B. 12 岁以下儿童　　C. 未成年人

D. 成年人　　E. 60 岁以上老人

15. 疫苗接种的最佳时间是

A. 在流感流行高峰前 2~3 个月　　B. 在流感流行前 1~2 个月

C. 在流感流行高峰前 1~2 个月　　D. 在流感流行前 2~3 个月

E. 在流感流行高峰时

16. 在流感药物预防中，WHO 推荐各国储备的抗病毒药物需覆盖全国人口的

A. 5%　　B. 10%　　C. 15%

D. 20%　　E. 25%

【B 型题】

（17~19 题共用备选答案）

A. 亚单位疫苗　　B. 裂解疫苗　　C. 全病毒灭活疫苗

D. 减毒活疫苗　　E. 流感病毒基因工程疫苗

17. **不能**用于 6 岁以下儿童的疫苗是

18. 诱导持续时间较长并有交叉保护性免疫的疫苗是

19. 能保持相对较高的免疫原性，适用人群为6月龄以上儿童和成人的疫苗是

（四）简答题

1. 流感的传染源有哪些？不同传染源的流行病学意义是什么？

2. 流感监测的目的和内容有哪些？

3. 简述人感染高致病性禽流感的预防措施。

四、参考答案

（一）名词解释

1. 抗原漂移：是指流感病毒亚型内部经常发生的小幅度的变异，属于量变。这种漂移是不定向的，HA和NA的抗原漂移是独立进行的，漂移的结果常引起流感的季节性流行。

2. 抗原转换：是指流感病毒抗原变异幅度大，形成新的亚型，即新毒株的HA和（或）NA与前次流行株不同，是抗原的质变。如H1N1转换成H2N2，转换的结果常引起流感的世界性大流行。

3. 超额死亡率：即流感流行高峰期的观察死亡率与非流行期死亡率基线之差。研究中多采用数学模型的方法建立死亡率基线，比较流行期死亡率与非流行期死亡率基线之差，以流感的超额死亡率来估计其流行所导致的疾病负担。

（二）填空题

1. 血凝素　神经氨酸酶

2. 抗原漂移　抗原转换

3. 流行病学监测　病原学监测

4. H5　H7

（三）单项选择题

【A1型题】

1. B　2. D　3. C　4. A　5. E　6. B　7. E　8. B　9. C　10. A　11. A　12. D　13. C　14. A　15. C　16. D

【B型题】

17. C　18. D　19. B

（四）简答题

1. 流感的传染源有哪些？不同传染源的流行病学意义是什么？

流感的传染源主要包括患者、隐性感染者及动物传染源。①流感患者是主要的传染源。多数既往健康的成年人感染流感病毒后，出现症状前1天至病后5~7天可排出流感病毒，具有传染性。但少数患者尤其婴幼儿和免疫力低下的人群，传染期可维持更长时间。②流感轻症患者和

隐性感染者虽然排毒量小、时间短，但因其活动范围大，作为传染源的作用不容忽视。③某些禽流感病毒已跨越种属屏障引起人类感染。病死禽是人感染 H5N1 禽流感病例中的主要传染源，因此对于可能造成人感染的带毒或染病的动物也应加以防控。

2. 流感监测的目的和内容有哪些？

流感监测目的是：①掌握疫情动态、流行规律，及早发现疫情；②掌握流感病毒的分布和变异情况；③掌握人群免疫水平变化情况；④评价疫苗效果；⑤为流感流行趋势的预测、预警和制定防制措施提供科学依据；⑥不断筛选新的疫苗代表株。流感的监测内容为流行病学监测（包括门急诊流感样病例哨点监测和流感暴发疫情监测）和病原学监测。

3. 简述人感染高致病性禽流感的预防措施。

人感染高致病性禽流感的预防措施主要包括控制传染源、阻断传播途径及保护易感者三个方面。①控制传染源：加强禽类疾病的监测；对人禽流感医学观察病例、疑似病例、临床诊断病例和确诊病例等加强管理；加强检测标本和实验室禽流感病毒毒株的管理。发现禽类疫情应严格执行封锁、隔离、消毒、焚烧发病鸡群和尸体等综合防治措施。②阻断传播途径：对禽类养殖场、市售禽类摊档、屠宰场进行彻底的消毒，对死禽及禽类废弃物应销毁或深埋。针对可能的人际传播途径，应对患者所在单位、家庭进行彻底的消毒，以及避免和患者在无保护状态下密切接触。③保护易感者：针对易感者的预防措施主要是免疫预防、药物预防和个人防护。

（关　鹏　李雪莲）

第二十二章

病毒性肝炎

一、学习目标

1. 掌握　各型病毒性肝炎的流行过程和流行特征；经肠道和经肠道外传播的病毒性肝炎预防控制的策略和措施。

2. 熟悉　病毒性肝炎的分型；甲、乙、丙、丁和戊型肝炎病毒主要生物学标志物的流行病学意义。

3. 了解　各型病毒性肝炎的病原学特点；各型病毒性肝炎间存在的临床和流行病学联系和区别。

二、重点和难点内容

（一）病毒性肝炎分类

病毒性肝炎（viral hepatitis）是由不同肝炎病毒引起的以肝脏损害为主要特征的一组传染性疾病。肝炎病毒主要包括甲型肝炎病毒（HAV）、乙型肝炎病毒（HBV）、丙型肝炎病毒（HCV）、丁型肝炎病毒（HDV）和戊型肝炎病毒（HEV），分别引起甲、乙、丙、丁和戊型肝炎。

按传播途径的不同，又可将病毒性肝炎分成两大类：一类为经肠道传播的病毒性肝炎，主要经粪-口途径传播，包括甲型和戊型肝炎；另一类为经肠道外传播的病毒性肝炎，主要通过血液传播，包括乙、丙和丁型肝炎。

（二）病原学和临床特征

1. 甲型肝炎病毒 HAV 属小 RNA 病毒科肝病毒属，为单股正链 RNA 分子，长度约为 7.5kb。

HAV 感染后通常表现为急性甲肝，偶尔出现重症肝炎。大多数儿童感染后无明显症状，而成年人则往往呈现典型的黄疸。

2. 乙型肝炎病毒 HBV 属嗜肝 DNA 病毒科正肝 DNA 病毒属，为双股环状 DNA，全长约 3.2kb。

人感染 HBV 后可表现多种多样的状态，如急性或慢性，黄疸型或无黄疸型，无症状、有症状或重症。乙型肝炎的特异性诊断主要依靠 HBV 血清学检测,其血清学标志物主要包括 HBsAg、抗-HBs、HBeAg、抗-HBe、抗-HBc、抗-HBc IgM 和 HBV DNA 等。

3. 丙型肝炎病毒 HCV 归于黄病毒科肝炎病毒属,为单股正链 RNA,全长约 9.6kb。

HCV 感染后大多数无症状,表现为隐匿性感染。丙型肝炎慢性化率较高,可达 55%~85%。

4. 丁型肝炎病毒 HDV 是沙粒病毒科 δ 病毒属,为单股负链环状 RNA,全长约 1.7kb。

人感染 HDV 后,表现为 HBV/HDV 协同感染和重叠感染两种感染类型。协同感染是指同时感染 HBV 和 HDV。HBV/HDV 重叠感染是指 HBsAg 携带者或慢性乙肝患者在原有 HBV 感染的基础上,又感染了 HDV。血清或肝脏组织中检测到 HDV RNA 是诊断丁肝的最直接依据。

5. 戊型肝炎病毒 HEV 属戊型肝炎病毒科戊型肝炎病毒属(hepevirus),基因组全长 7.2kb。

戊肝可表现出多种疾病谱,从无症状感染者到急性黄疸性肝炎,再到急性重型肝炎。但绝大多数人感染 HEV 后为亚临床感染,很少出现临床症状。

(三) 流行过程

1. 甲型肝炎

(1)传染源:主要是急性期患者和亚临床型感染者。

(2)传播途径:主要经粪-口途径传播,常见的传播途径有:经食物传播、经水传播和日常生活接触传播。HAV 偶可通过输血与血制品传播。

(3)人群易感性:人对 HAV 普遍易感。甲肝的高危人群包括在校学生及其学校工作人员、患者的家庭成员、男男同性恋者、静脉药瘾者和旅行者等。

2. 乙型肝炎

(1)传染源:主要是急性、慢性乙肝患者(包括不同类型慢性乙型肝炎、肝硬化和肝癌患者)和病毒携带者。

(2)传播途径:主要有经血传播、母婴传播、性接触传播和日常生活接触传播,不同国家或地区的主导传播途径不尽相同。

(3)人群易感性:人对 HBV 普遍易感,感染后可获得一定程度的免疫力。HBV 各亚型之间有交叉免疫,但与其他型肝炎之间无交叉免疫。HBV 高危人群包括 HBV 感染者的性伴侣及家人、HBsAg 阳性母亲的胎儿和婴儿、经常接触血液的医务人员、受血者、器官移植者、血液透析者、免疫能力低下者、HIV 感染者等。静脉内注射吸毒者(IDU)、男男同性恋者(MSM)和性工作者也是感染 HBV 的高危人群。

3. 丙型肝炎

(1)传染源:主要是慢性患者和病毒携带者。

(2)传播途径:丙肝的传播途径与乙肝类似,主要传播途径为经血传播和性接触传播,母婴传播概率较低,日常生活接触等其他传播途径较少见。

(3)人群易感性:人对 HCV 普遍易感。多次输血或血液制品者、血液透析者、肾移植者、牙病患者、医务人员、静脉吸毒者和男男同性恋(MSM)等性滥交者皆属于丙肝高危人群。

4. 丁型肝炎

(1)传染源:主要是急、慢性丁肝患者和 HBV/HDV 携带者。

(2)传播途径:丁肝的传播途径与乙肝相似,主要经血或血液制品传播,母婴传播率低。

(3)人群易感性:人对 HDV 普遍易感。HBsAg 阳性的静脉吸毒者、同性恋者、多次输血或血液制品者、血友病患者均是丁肝的高危人群。

5. 戊型肝炎

(1)传染源:主要是戊肝患者和感染的动物。

(2)传播途径:主要通过粪-口途径传播,以饮水污染造成流行居多。有时可与甲肝共同暴发。有报道,HEV 感染可通过母婴垂直传播,也有报道 HEV 可通过血液传播。

(3)人群易感性:人对 HEV 普遍易感。从事畜牧业及养殖业工作者食品从业人员、难民营人员、野外考察者、商务旅客等,由于暴露机会多,其感染率较高。

(四)流行特征

1. 甲型肝炎 甲型肝炎是世界上最为常见的传染病之一,每年发生约有 140 万例。近年来,随着卫生条件的改善和甲肝疫苗在人群中广泛接种,我国甲肝发病率已明显下降,但局部地区时有暴发或流行。

2. 乙型肝炎 全球约 20 亿人曾感染或正感染 HBV,其中约有 2.4 亿人为慢性 HBV 感染者,每年新发感染者约为 400 万人。我国估计 HBsAg 携带者约 9300 万人,慢性乙肝约为 2000 余万例。在各型病毒性肝炎中,乙肝对我国居民健康危害最大。

3. 丙型肝炎 据 WHO 估计,全世界 HCV 的感染率约为 3%,慢性携带者超过 1.5 亿人,每年新发感染者约为 300 万~400 万人,因 HCV 感染导致的死亡病例约 35 万例。我国年均报告发病率约为 11.02/10 万。

4. 丁型肝炎 在各类病毒性肝炎中,丁肝的预后最差,更易转化为肝硬化等不良结局。据估计,世界上约有 5%的 HBsAg 阳性者发生丁肝,感染人数约 1500 万。我国是低流行地区。

5. 戊型肝炎 WHO 估计 HEV 新发感染者每年约 2 千万人,其中急性病例约 300 万人,死亡约 6 万人,尤其是孕妇戊肝的病死率高达 25%。

(五)经肠道传播的病毒性肝炎的预防

甲型和戊型肝炎主要经肠道传播,应采取以切断粪-口传播和疫苗接种相结合的综合性预防策略。

甲肝疫苗和戊肝疫苗预防接种是预防和控制甲肝和戊肝的有效手段。

（六）经肠道外传播的病毒性肝炎的预防

乙、丙、丁型肝炎系经肠道外途径传染，以血液传播途径为主。我国乙肝防制采取免疫预防为主，防治兼顾的综合措施。丙肝和丁肝的防制原则与乙肝基本相同，但是随着丙肝高效抗病毒药物的问世，目前丙肝防控策略已发生重大改变，在切断传播途径为主的同时，重点是在高危人群中开展筛查。

HBV 易感者可采取乙肝疫苗主动免疫和乙肝免疫球蛋白（HBIG）被动免疫，用于 HBV 暴露的预防与保护。

三、习题

（一）名词解释

1. 病毒性肝炎
2. HBsAg 携带者
3. HBV/HDV 协同感染
4. HBV/HDV 重叠感染
5. HBIG

（二）选择题

【A1 型题】

1. 有关 HAV 的抵抗力，下列说法正确的是
   A. 在粪便和污染的食物中可存活数周
   B. 可在-20℃条件下存活数年但失去传染性
   C. 100℃ 5min 难以完全灭活
   D. 对紫外线不敏感
   E. 对化学消毒剂的抵抗力弱于一般肠道病毒属病毒

2. 某地居民因食用被 HAV 污染的毛蚶而发生甲型肝炎暴发流行，此毛蚶称为
   A. 传染源　B. 储存宿主　C. 传播因素
   D. 流行环节　E. 病原携带者

3. 甲型肝炎的主要传播途径是
   A. 粪-口途径传播　B. 母婴垂直传播　C. 医源性传播
   D. 性接触传播　E. 空气传播

4. 甲型肝炎的主要传染源是
   A. 急性期患者　B. 亚临床感染者
   C. 黑猩猩和猴　D. 急性期患者和亚临床感染者
   E. 潜伏期患者

5. 如果某幼儿园发生甲型肝炎暴发，应立即采取的措施**不包括**

A. 救治患儿,向相关机构报告疫情,停供现有食物和饮用水

B. 保育人员中的甲肝患者须立即隔离治疗,痊愈后方可恢复工作

C. 对密切接触者应急接种人免疫球蛋白,以预防及减少甲肝临床型感染

D. 采取适当方式隔离所有甲肝患儿,并对密切接触者进行医学观察

E. 全体幼儿和保育人员接种甲肝疫苗

6. 新生儿经胎盘从母体接受了抗-HAV,所属的免疫种类为

A. 非特异性抵抗力　　B. 人工主动免疫　　C. 人工被动免疫

D. 自然主动免疫　　E. 自然被动免疫

7. 有关乙型肝炎,下列选项**错误**的是

A. 我国乙肝发病率高于丙肝

B. 按 WHO 流行区划分,我国属高度流行区

C. 其预防应采取免疫预防为主的综合措施

D. 医源性传播不容忽视

E. HBsAg 携带者是重要的传染源

8. 乙型肝炎最主要的传染源是

A. 急性期患者　　B. 慢性乙型肝炎患者

C. HBV 携带者　　D. 急性期患者及慢性乙型肝炎患者

E. 慢性期患者及 HBV 携带者

9. 在孕期或分娩期,HBV 从母体传给子代称为

A. 血源性传播　　B. 遗传性传播　　C. 垂直传播

D. 水平传播　　E. 围产期传播

10. 预防乙型肝炎在人群中流行的最有效的措施是

A. 乙肝高效价免疫球蛋白接种　　B. 乙型肝炎疫苗接种

C. 加强 HBsAg 携带者的管理　　D. 切断经血传播途径

E. 阻断母婴传播

11. 要调查某地人群 HBsAg 流行率,可采用

A. 个案调查　　B. 前瞻性调查　　C. 回顾性调查

D. 暴发调查　　E. 抽样调查

12. 乙肝感染者作为传染源的主要血清学依据是

A. HBV DNA　　B. 抗-HBc　　C. 抗-HBs

D. 抗-HBe　　E. HBeAg

13. 总是与乙型肝炎同时发生或是重叠发生的是

A. 甲型肝炎　B. 乙型肝炎　C. 丙型肝炎
D. 丁型肝炎　E. 戊型肝炎

14. 具有保护性的抗体是
A. 抗-HBe　B. 抗-HBc　C. 抗-HBs
D. 抗-HBc IgG　E. 抗-HBc IgM

15. 按传播途径的不同,病毒性肝炎可分成以下两类
A. 甲、乙型肝炎一类,其他另一类　B. 乙、丙型肝炎一类,其他另一类
C. 甲、丙型肝炎一类,其他另一类　D. 丙、丁型肝炎一类,其他另一类
E. 甲、戊型肝炎一类,其他另一类

16. 以预防接种为主要预防措施的肝炎是
A. 甲型肝炎、乙型肝炎、丙型肝炎　B. 甲型肝炎、乙型肝炎、丁型肝炎
C. 乙型肝炎、丙型肝炎、丁型肝炎　D. 乙型肝炎、丙型肝炎、戊型肝炎
E. 乙型肝炎、丁型肝炎、戊型肝炎

17. 不属于我国计划免疫范畴的传染病是
A. 乙肝　B. 戊肝　C. 麻疹
D. 脊髓灰质炎　E. 甲肝

18. 有关病毒性肝炎,下列选项错误的是
A. 甲肝主要通过粪-口途径传播
B. 乙肝和丙肝的传播途径类似
C. HBV 和 HDV 易发生协同感染
D. HEV 经水传播不易实现
E. 通过主动和被动免疫可有效阻断乙肝的母婴传播

【A2 型题】

19. 据某地疾病预防控制中心报告,该地近年来乙型肝炎发病率持续下降,人群分布应有的特点是
A. 儿童 HBsAg 阳性率出现明显降低趋势
B. 儿童感染率未出现明显降低趋势
C. 乙肝患者的治愈率明显提高
D. 乙肝患者的抗病毒治疗依从性明显提高
E. 乙肝患者的漏报明显降低

20. 某地疾病预防控制中心报告,该地近年来乙型肝炎发病率持续下降,则该地可能采取的

控制乙肝流行的重要措施是

A. 管好水源　　B. 提高食品卫生监督和管理质量

C. 采取免疫预防为主的综合措施　　D. 降低 HDV 感染率

E. 加强粪便无害化管理

【B 型题】

（21~23 题共用备选答案）

A. 主要传播途径为经血传播、母婴传播、性传播

B. 发病多见于儿童

C. 周期性明显

D. 主要经水、食物及日常生活接触传播

E. 孕妇罹患率高，病死率高

21. 乙型肝炎及丙型肝炎

22. 甲型肝炎及戊型肝炎

23. 戊型肝炎

【X 型题】

24. 甲型肝炎的主要传播途径有

A. 经水传播　　B. 经食物传播　　C. 日常生活接触传播

D. 母婴传播　　E. 经血液制品传播

25. 乙型肝炎的潜伏期长短的主要相关因素有

A. 病毒的基因型　　B. 病毒的血清型　　C. 病毒的载量

D. 感染途径　　E. 机体免疫力

26. 下列有关丙型肝炎的说法正确的是

A. 携带 HCV 的供血人员作为传染源的意义十分重要

B. 人群中 HCV 携带率高于 HBV 携带率

C. 接种 HCV 疫苗是当前行之有效的预防措施

D. 患者急性期传染性强，慢性期传染源的意义较小

E. 血液透析患者为丙肝的高危人群

（三）简答题

1. 为什么说乙型肝炎仍是我国目前重大的公共卫生问题之一？

2. 试比较甲型肝炎和乙型肝炎流行过程的不同。

3. 试述乙型肝炎感染常见的血清学模式和流行病学意义。

4. 简述经肠道传播的病毒性肝炎的预防策略和措施。

5. 简述经肠道外传播的病毒性肝炎的预防策略和措施。

四、参考答案

(一)名词解释

1. 病毒性肝炎:病毒性肝炎是由肝炎病毒引起的以肝脏损害为主要特征的一组传染性疾病。主要包括甲型肝炎病毒、乙型肝炎病毒、丙型肝炎病毒、丁型肝炎病毒和戊型肝炎病毒,分别引起甲、乙、丙、丁和戊型肝炎。

2. HBsAg 携带者:是指血清 HBsAg 阳性,无肝炎临床症状和体征,肝功能检查正常,经半年的观察无变化者。

3. HBV/HDV 协同感染:指同时感染 HBV 和 HDV,出现类似 HBV 急性感染的临床表现及一系列血清学反应,血清转氨酶升高常呈双峰型,分别代表 HBV 和 HDV 感染。

4. HBV/HDV 重叠感染:指 HBsAg 携带者或慢性乙肝患者在原有 HBV 感染的基础上,又感染了 HDV。

5. HBIG:乙肝高效价免疫球蛋白,具有被动免疫保护机体免受 HBV 感染的作用。

(二)选择题

【A1 型题】

1. A 2. B 3. A 4. D 5. E 6. E 7. B 8. C 9. C 10. B 11. E 12. A 13. D 14. C 15. E 16. B 17. B 18. D

【A2 型题】

19. A 20. C

【B 型题】

21. A 22. D 23. E

【X 型题】

24. ABC 25. CDE 26. AE

(三)简答题

1. 为什么说乙型肝炎仍是我国目前重大的公共卫生问题之一?

乙型病毒性肝炎传染性强,传播途径复杂,感染率高,慢性患者众多,难以治愈,预后不良。目前仍然占据我国传染病报告发病率的首位,严重危害人类健康,给家庭和社会造成沉重的疾病与经济负担。因此,乙肝病毒性肝炎是我国目前重大的公共卫生问题之一。

2. 试比较甲型肝炎和乙型肝炎流行过程的不同。

(1)传染源:甲型肝炎:传染源主要是急性期患者和亚临床感染者,无 HAV 慢性病毒携带者。

潜伏期末至发病初期传染性强。亚临床感染者可随粪便排出高滴度 HAV,流行病学意义更为重要。乙型肝炎:乙肝患者和 HBsAg 携带者是主要传染源,其中慢性乙肝患者和 HBsAg 携带者的意义较大。患者的潜伏期、急性期和慢性活动期均有传染性。

(2)传播途径:甲型肝炎:主要通过粪-口途径传播,常见的有经食物传播、经水传播和经日常生活接触传播。乙型肝炎:乙肝主要传播途径有经血传播、母婴传播、性接触传播和日常生活传播。

(3)人群易感性:甲型肝炎:人对 HAV 普遍易感,婴幼儿期甲肝的易感性最高,感染后可获得持久免疫力,再次感染极为罕见。甲肝疫苗在人群中的普遍应用可显著降低人群易感性。乙型肝炎:人对 HBV 普遍易感,感染后抗-HBs 阳转者可在一定时期保护人群再次感染时免于发病,接种易感疫苗是降低人群 HBV 易感性的有效措施。

3. 试述乙型肝炎感染常见的血清学模式和流行病学意义。

HBV 血清学模式主要有 6 类,其分类和临床及流行病学意义见表 22-1:

表 22-1 HBV 血清学标志实验室检测结果的常见模式及意义

模式	HBsAg	抗-HBs	HBeAg	抗-HBe	抗-HBc		临床及流行病学意义
					IgG	IgM	
1	+	−	+	−	−	+	急性乙肝,有传染性
2	+	−	+	−	+	+/−	慢性乙肝或携带状态(俗称"大三阳"),传染性强
3	+	−	−	+	+	+/−	慢性乙肝或携带状态(俗称"小三阳"),有传染性
4	+	−	−	−	+	−	慢性乙肝或慢性携带者,有一定传染性
5	−	+	−	+/−	+	−	HBV 既往感染,已恢复
6	−	+	−	−	−	−	乙肝疫苗接种后产生保护性抗体,有免疫力

4. 简述经肠道传播的病毒性肝炎的预防策略和措施。

甲型和戊型肝炎主要经肠道传播,应采取以切断粪-口传播和疫苗接种相结合的综合性预防策略。甲肝疫苗和戊肝疫苗预防接种是预防和控制甲肝和戊肝的有效手段。目前,我国 2~6 岁儿童甲肝疫苗接种率已达 90%以上。我国自主研制的戊肝疫苗已获准上市,目前主要是在 16~65 岁的重点人群中使用。

5. 简述经肠道外传播的病毒性肝炎的预防策略和措施。

乙、丙、丁型肝炎经肠道外途径传染,以血液传播途径为主。我国乙肝防制采取免疫预防为主,防治兼顾的综合措施。丙肝和丁肝的防制原则与乙肝基本相同,但是随着丙肝高效抗病毒药物的问世,目前丙肝防控策略已发生重大改变,在切断传播途径为主的同时,重点是在高危人群中开展筛查使更多的HCV现症感染者得到早发现、早诊断和及时治疗,从而有望通过以治为防的策略达到控制丙肝的目标。通过乙肝疫苗和乙肝高效价免疫球蛋白的联合免疫,我国乙肝的防控已取得了巨大成效。

(闫永平)

第二十三章

感染性腹泻

一、学习目标

1. 掌握　感染性腹泻的概念、常见病原体种类、流行过程和预防策略与措施。

2. 熟悉　感染性腹泻主要病原体的特征、流行特征、几种重要的感染性腹泻。

3. 了解　感染性腹泻防控过程中存在的主要问题和对策。

二、重点和难点内容

(一) 概述

感染性腹泻(infectious diarrhea)是指由病原微生物及其产物或寄生虫引起的、以腹泻为主要临床特征的一组肠道传染病。

(二) 病原学

1. 病原体的种类　感染性腹泻的病原体主要有三大类:细菌、病毒、寄生虫。在发展中国家大肠埃希菌及轮状病毒是最常见的病原体。

2. 主要病原体

(1)霍乱弧菌

(2)志贺菌

(3)沙门菌

(4)埃希菌

(5)弯曲菌

(6)轮状病毒

(7)诺如病毒

(三) 流行过程

1. 传染源　包括患者、病原携带者、受感染的动物。

2. 传播途径　可经水传播、经食物传播、经间接接触传播、经苍蝇等媒介生物传播。

3. 易感人群 人群对感染性腹泻病原体普遍易感,感染后可获得一定程度的特异性免疫力;但对于不同的病原体,人体获得的免疫力持续时间不同,一般较短,几个月到数年。另外,病原体毒力、菌量、机体状态等与发病易感性有一定关系。

(四)流行特征

1. 地区分布 全球每年发生17亿腹泻病例。发展中国家比发达国家流行更为严重,在发达国家儿童感染性腹泻平均每人每年1~2次,在发展中国家儿童平均每人每年6~7次;发展中国家由感染性腹泻引起的4岁以下儿童死亡率约为3.8‰,而在发达国家由感染性腹泻引起的儿童死亡却很罕见。总体上说,霍乱、痢疾等在发展中国家发病率较高,但空肠弯曲菌、沙门菌、大肠杆菌、葡萄球菌、耶氏菌以及病毒和寄生虫等引起的感染性腹泻在欧美发达国家也很严重。发展中国家常为水型和食物型暴发或流行,而发达国家以食物型暴发和旅游者散发多见。

感染性腹泻在我国的危害迄今依然比较严重,位居法定报告传染病发病的第三或第四位。

2. 时间分布 感染性腹泻全年都可发生,但具有明显的季节高峰。细菌性腹泻的发病高峰一般在夏秋季节,轮状病毒腹泻主要发生在寒冷季节,以秋冬季节发病较多,但发病高峰季节也常随地区和病原体的不同有一些变化。

3. 人群分布 感染性腹泻以婴幼儿和青壮年发病率较高,随着年龄的增加,发病率有所下降。腹泻病原体不同,其高发年龄也有明显差异。WHO估计:5岁以下儿童每年约760 000人死于腹泻,是5岁以下儿童的首位死因。

4. 流行形式 感染性腹泻可以呈现为散发、暴发或流行,甚至大流行。一般经水和食物传播的感染性腹泻以暴发和流行为主。

5. 流行影响因素 自然因素、社会因素、病原体特征。

(五)防制策略与措施

1. 预防策略 WHO倡导的关键的预防策略包括7个方面:获得安全饮水;使用经过改良的卫生设施;用肥皂洗手;前六个月纯母乳喂养婴儿;良好的个人卫生习惯及食品卫生;有关感染如何传播的健康教育;接种轮状病毒疫苗。

WHO预防控制肺炎和腹泻的全球行动计划(integrated global action plan for the prevention and control of pneumonia and diarrhoea,GAPPD)的目标是:到2025年三岁以下儿童肺炎导致的死亡率降到3‰以下,腹泻导致的死亡率降到1‰以下;减少75%的严重肺炎和严重腹泻的发病(与2010年相比)。主要干预手段包括:前六个月纯母乳喂养婴儿;疫苗接种;用肥皂洗手;喝安全的饮用水;使用经过改良的卫生设施;适当的治疗等。

2. 预防措施 采取以切断传播途径为主导的综合性措施,同时加强群体预防和个体预防相结合、医学预防和社会预防相结合的策略。

切断传播途径主要采取以下三项措施。①“三管一灭”:管理水源、粪便、饮食和消灭苍蝇是我国多年提倡的感染性腹泻预防措施，实践证明是有效的，可大大降低感染性腹泻发病率。②个人卫生：主要是饭前便后用肥皂洗手。③改善饮食：主要是提倡喝安全饮用水和使用清洁水，提高婴儿母乳喂养率。

传染源的早期发现与管理是感染性腹泻防治的重点之一，为此要开展以下几项工作：建立防治门诊、开展疫情监测、建立健全疾病监测系统和报告制度。

疫苗预防是保护易感人群的有效手段。WHO 强烈推荐轮状病毒疫苗，建议所有国家均应在国家免疫规划中纳入供婴儿使用的轮状病毒疫苗，腹泻性疾病所致死亡占 5 岁以下儿童死亡 10%及以上的国家应引进轮状病毒疫苗。

开展广泛的卫生宣传教育，普及卫生防病知识，动员全社会参与和提高个体自我保护能力也是感染性腹泻防制的重要措施。

3. 主要问题与对策

（1）主要问题：发病率高、漏报率高、诊断困难、病原体耐药严重、病原体变异与新病原体不断出现、病原体传播快速。

（2）对策与措施：加强健康教育，改善环境和饮食卫生状况；切实做好环境改造和饮食卫生的管理，落实感染性腹泻预防控制规划；研制高效多价疫苗；建立快速诊断方法；加强病原体耐药性研究和控制；建立和完善疾病监测体系。

（六）几种重要的感染性腹泻

1. 霍乱（cholera） 霍乱弧菌（O_1 群和 O_{139}群）引起的急性肠道传染病，主要临床表现是腹泻（水样便）、呕吐，如不及时治疗，患者可死于低血容量性休克、代谢性酸中毒及肾衰竭等。霍乱至今已发生 7 次世界大流行，前 6 次都是由古典型霍乱弧菌引起的，1961 年开始的由埃尔托霍乱弧菌引起的霍乱第 7 次世界大流行，50 年来已波及世界五大洲的 150 个国家和地区，以亚洲、非洲、拉丁美洲流行较为严重。1992 年从印度和孟加拉国开始的由新型霍乱弧菌-O_{139}群霍乱弧菌引起的典型霍乱流行来势凶猛。

我国从 1820 年第一次霍乱世界大流行以来，每次世界大流行都受到波及。1961 年以来霍乱疫情时有发生，并且有时非常严重，于 1993 年首次发生了 O_{139}霍乱的局部暴发，因此对霍乱防制必须认真对待。

霍乱防治要点：对患者（包括亚临床患者和带菌者）采取“五早一就”，对首例患者要诊断准确，并进行认真的流行病学调查。对环境做到“三管一灭”，尤其做好水源的管理和消毒是预防霍乱的重要措施；提高个体卫生水平和防护能力（饭前便后洗手、不饮生水等）。对疫点的处理要坚持“早、小、严、实”的原则，即时间要早，范围要小，措施要严，落在实处。如果疫区面积较大、流行形势严峻，可以依照有关法律法规采取应急措施。对轻、中度脱水患者可使用 ORS 治疗，对重度脱水患者需静脉补液。重症患者在治疗过程中，可加用敏感的抗生素，以减少腹泻量、缩短腹泻持续时间,并降低病后带菌率;鼓励继续进食。

2. 细菌性和阿米巴性痢疾　痢疾(dysentery)是由志贺菌和溶组织内阿米巴引起的肠道传染病,其主要临床表现是发热、腹痛、里急后重和黏液脓血便。痢疾在世界范围内引起的发病率和死亡率居感染性腹泻之首位,其中主要是细菌性痢疾;发展中国家发病率较高,2010 年以来我国的痢疾发病率在 11.33/10 万~18.90/10 万,呈逐年降低趋势。细菌性痢疾发病率一般居乙类传染病的第三位。志贺菌耐药性问题目前较为突出,对多种抗生素同时耐药的志贺菌的分离比例逐年升高。

防制要点:对患者采取“五早一就”,隔离期限视粪检志贺菌结果而定;对传播途径落实“三管一灭”,尤其要注重饮食管理和监督、检测;提高个体卫生防护水平(特别是饭前便后洗手,不喝生水、不吃生冷和腐败食物等)。

三、习题

(一)名词解释

1. 腹泻　　2. 感染性腹泻

3. O_{139}群霍乱弧菌　　4. 三管一灭

5. 五早一就

(二)填空题

1. 感染性腹泻的病原体主要有三大类:________、________、________。

2. 根据生物学特性,霍乱弧菌可以分为________和________生物型;两种生物型均可分为________、________、________三个血清型。1961 年之前,以________生物型霍乱流行为主,目前流行的霍乱均为________生物型霍乱。

(三)单项选择题

【A1 型题】

1. 急性腹泻一般是指起病急,病程在

A. 3 天以内　　B. 5 天以内　　C. 1 周以内

D. 2 周以内　　E. 1 个月以内

2. 慢性腹泻一般是指腹泻反复发作,病程超过

A. 1 个月以上　　B. 2 个月以上　　C. 3 个月以上

D. 4 个月以上　　E. 5 个月以上

3. 迁延性腹泻一般是指病程在

A. 1~4 周　　B. 2 周~2 个月　　C. 4 周~2 个月以内

D. 4 周~6 个月　　E. 2 周~4 个月

4. 中国病毒性感染性腹泻暴发的最重要病原体是

A. 诺如病毒　B. 成人轮状病毒　C. A 组轮状病毒

D. 肠腺病毒　E. 冠状病毒

【A2 型题】

5. 某幼儿园发生食物引起的诺如病毒腹泻暴发,该幼儿园共有儿童 100 人,经调查有 50 人吃过可疑污染食物,25 人发病,因此得出

A. 发病率为 50%　B. 患病率为 50%　C. 罹患率为 50%

D. 罹患率为 25%　E. 感染率为 25%

6. 某县疾病预防控制中心接到报告,某高校食堂发生腹泻暴发,经调查共有 121 人发病,结合临床表现和实验室检查确诊为细菌性痢疾。该暴发最有可能的传播途径是

A. 经污染食物传播　B. 经间接接触传播　C. 经蟑螂传播

D. 经直接接触传播　E. 经食堂炊事员传播

【B 型题】

(7~11 题共用备选答案)

A. 到 2025 年腹泻导致的死亡率降到 1‰以下

B. 前六个月纯母乳喂养婴儿

C. "三管一灭"

D. 设立腹泻病门诊

E. 轮状病毒疫苗接种

7. WHO 预防控制肺炎和腹泻的全球行动计划的主要干预手段之一

8. WHO 预防控制肺炎和腹泻的全球行动计划的目标之一

9. 切断感染性腹泻途径的主要措施

10. 对感染性腹泻传染源的管理措施

11. 保护易感人群的措施

(四) 简答题

1. 为什么感染性腹泻容易经饮水传播?

2. 引起感染性腹泻暴发的两个主要传播途径是什么? 为什么?

3. 在感染性腹泻的预防措施中,切断传播途径的主要措施有哪些?

4. WHO 倡导的关键的预防感染性腹泻的策略有哪些?

5. 目前我国为什么要采取以切断传播途径为主导的综合性措施预防控制感染性腹泻?

四、参考答案

（一）名词解释

1. 腹泻:腹泻是指每日排便3次或3次以上,且排便量和粪便性状异常,出现稀便、水样便,黏液便、脓血便或血便等。

2. 感染性腹泻:感染性腹泻(infectious diarrhea)是指由病原微生物及其产物或寄生虫引起的、以腹泻为主要临床特征的一组肠道传染病。

3. O_{139}群霍乱弧菌:1992年10月在印度东南部又发现了一个引起霍乱流行的新血清型菌株(O_{139}),它引起的霍乱在临床表现及传播方式上与古典型霍乱完全相同,但不能被O_1群霍乱弧菌诊断血清所凝集,也不与O_2~O_{138}群霍乱弧菌菌体“O”抗原发生凝集,是一种新的弧菌,因而命名为O_{139}群霍乱弧菌。

4. 三管一灭:管理水源、粪便、饮食和消灭苍蝇是我国多年提倡的感染性腹泻预防措施,实践证明是有效的,可大大降低感染性腹泻发病率。

5. 五早一就:即早发现、早诊断、早报告、早隔离、早治疗和就地卫生处理。

（二）填空题

1. 细菌　病毒　寄生虫

2. 古典生物型　埃尔托生物型　稻叶型　小川型　彦岛型　古典　埃尔托

（三）单项选择题

【A1型题】

1. D　2. B　3. B　4. A

【A2型题】

5. C　6. A

【B型题】

7. B　8. A　9. C　10. D　11. E

（四）简答题

1. 为什么感染性腹泻容易经饮水传播?

水体容易受到传染源污染;有些感染性腹泻病原体在水中存活时间较长;污染的水容易污染食物;在流行地区或流行季节,人们多有饮食生冷的习惯。

2. 引起感染性腹泻暴发的两个主要传播途径是什么?为什么?

经饮用水传播和食物传播。

感染性腹泻的主要传播途径包括经饮用水传播、经食物传播、间接接触传播、媒介节肢动物机械携带作用传播,前两个途径经常导致感染性腹泻暴发,后两个途径一般引起散发。

3. 在感染性腹泻的预防措施中，切断传播途径的主要措施有哪些？

主要采取以下三项措施。①“三管一灭”：管理水源、粪便、饮食和消灭苍蝇是我国多年提倡的感染性腹泻预防措施，实践证明是有效的，可大大降低感染性腹泻发病率。②个人卫生：主要是饭前便后用肥皂洗手。③改善饮食：主要是提倡喝安全饮用水和使用清洁水，提高婴儿母乳喂养率。

4. WHO倡导的关键的预防感染性腹泻的策略有哪些？

获得安全饮水；使用经过改良的卫生设施；用肥皂洗手；前六个月纯母乳喂养婴儿；良好的个人卫生习惯及食品卫生；有关感染如何传播的健康教育；接种轮状病毒疫苗。

5. 目前我国为什么要采取以切断传播途径为主导的综合性措施预防控制感染性腹泻？

缺乏安全有效的疫苗；传染源种类多、表现不典型漏诊诊断、不易管理；管理水源、粪便、饮食和消灭苍蝇是我国多年提倡的感染性腹泻预防措施，实践证明是有效的，可大大降低感染性腹泻发病率。

（张卫东）

第二十四章

性传播疾病

一、学习目标

1. 掌握　性传播疾病的概念及传播途径;艾滋病的概念及分期。

2. 熟悉　常见性传播疾病的病原体;性传播疾病传染源的高危人群;性传播疾病的预防策略与措施;艾滋病的预防措施。

3. 了解　性传播疾病的流行概况;影响性传播疾病流行过程的因素;艾滋病的流行概况及危害。

二、重点和难点内容

(一)性传播疾病的概念、传染源、传播途径、预防

1. 性传播疾病(sexually transmitted diseases,STDs)　以性行为接触或类似性行为接触为主要传播途径的、可引起泌尿生殖器官及附属淋巴系统病变的一类疾病,也可导致全身主要器官的病变。STDs是世界性的社会问题和公共卫生问题,被认为是危害人群健康的主要疾病之一。

2. 性传播疾病的传染源　无论有无症状,只要体内有性传播疾病病原体生长繁殖并能通过直接性接触或间接性接触感染他人者都是STDs的传染源。社会舆论和心理压力往往导致患者不愿就医,或仅进行非正规治疗而使病情迁延、感染加剧;另外许多STDs感染者没有或仅有轻微的临床症状,常不能主动就医。上述客观事实的存在使大量STDs感染者不能被及时发现、诊断和治疗,成为最危险的STDs传染源。

作为STDs传染源的高危人群包括以下4类。①性乱者:性乱者是HIV感染和其他STDs的高危人群,也是传播STDs的最重要人群。②吸毒人群:吸毒人群,尤其是静脉注射吸毒人群是艾滋病、梅毒及肝炎的高危人群。③特殊人群:STDs患者的性伴侣与配偶也是STDs的高危人群。④献血者和输血者:有些STDs如AIDS、乙型肝炎、丙型肝炎等可通过血液传播,感染者血液中含有病原体,输入这样的血液或血制品可使人发生相应的STDs。

3. 性传播疾病的传播途径

(1)性行为传播:性行为的直接接触(包括异性、同性及双性性接触),如阴道性交、肛交和口交,是STDs的主要传播途径。

(2)非性行为的直接接触传播:当皮肤有破损时通过直接接触患者的病变部位或其含有病原体的分泌物,如血液、精液、生殖道分泌液等而被感染。

(3)医源性传播和血源感染:医源性传播可分为两类:一类是易感者在接受检查或治疗时由污染的器械而导致疾病的传播;第二类是由于输血或所使用的生物制品和药品遭受污染而造成的传播。

(4)母婴传播:梅毒、淋病、AIDS、乙型肝炎、衣原体感染等多种STDs病原体可经胎盘、产道等途径由母亲传给胎儿或新生儿。

(5)日常生活接触传播:患者衣物等可被生殖器病变或分泌物污染,接触患者的衣物、被褥、毛巾、浴盆、用具、便器等可能被传染除HIV/AIDS之外的其他多种STDs。

4. 性传播疾病的预防 STDs预防控制包括针对传染源、传播途径和易感人群的多种措施以及STDs的监测。

(1)针对传染源的措施:积极发现患者、管理患者;流行病学治疗和规范化的STDs诊疗。

(2)针对传播途径的措施:改变不安全性行为,预防和控制经性接触传播STDs;切断医源性感染、经血传播和日常生活接触传播;防止母婴传播。

(3)针对易感人群的措施:健康教育是STDs控制措施中最为经济有效的方法。特别要在青少年中开展早期性教育、普及性卫生知识,提高群众预防和自我保护的意识。

(4)监测:监测是为了及时掌握STDs的流行动态,了解其传染的来源,调查各方面的影响因素,考核防治效果,为制定防治措施提供依据。

(二)艾滋病的概念、分期及预防措施

1. 艾滋病 又称获得性免疫缺陷综合征(acquired immunodeficiency syndrome,AIDS),是由人类免疫缺陷病毒(human immunodeficiency virus,HIV)感染引起的以T细胞免疫功能缺陷为主的一种免疫缺陷病。HIV本身并不直接致病,而是当受感染者的免疫系统被HIV破坏后,出现多种临床症状和疾病导致死亡。

2. 艾滋病分期 从感染HIV到发生AIDS有一个完整的自然过程,临床上将这个过程分为四期:急性感染期、无症状感染期(潜伏期)、艾滋病前期、典型艾滋病期。不是每个感染者都会完整地出现四期表现,但每个疾病阶段的患者在临床上都可以见到。四个时期不同的临床表现是一个渐进的和连贯的病程发展过程。

(1)急性感染期:是HIV感染人体后出现的急性反应,表现为发热、皮疹、淋巴结肿大、乏力等;一般为2~12周,多以6周为主,在此期间,血清HIV抗体低于检测限。因症状较轻微,容易

被忽略，在被感染 2~6 周后，抗体可呈现阳性反应。此后，临床上出现一个长短不等的、相对健康的、无症状的潜伏期。

（2）无症状感染期（潜伏期）：感染者可以没有任何临床症状，但病毒在持续繁殖，破坏免疫系统，此期具有传染性。潜伏期指的是从感染 HIV 开始，到出现艾滋病临床症状和体征的时间，一般是 2~10 年。

（3）艾滋病前期：潜伏期后开始出现与艾滋病有关的症状和体征，直至发展成典型的艾滋病的一段时间。这时，患者已具备了艾滋病的最基本特点，即细胞免疫缺陷。

（4）典型艾滋病期：是艾滋病病毒感染的最终阶段，会出现严重的细胞免疫缺陷，发生各种致命性机会性感染，发生各种恶性肿瘤，免疫功能全面崩溃，患者出现各种严重的综合病症，从而导致死亡。

3. 艾滋病预防措施

（1）针对传染源的措施：我国目前主要采取的病例发现筛查措施主要有免费的自愿咨询和检测（voluntary counseling and testing，VCT）和医疗机构医务人员主动提供 HIV 检测咨询（provider-initiated HIV testing and counseling，PITC），在公安、司法、检验等部门必要时可采取强制检查等。

（2）针对传播途径的措施：改变不安全性行为，预防和控制经性接触传播 STDs；切断医源性感染、经血传播和日常生活接触传播；防止母婴传播。

（3）针对易感人群的措施：加强宣传教育，重视在青少年等人群中开展 HIV 健康教育，强化学校艾滋病防控工作。

（4）监测：AIDS 监测系统包括 HIV/AIDS 病例报告系统、HIV/AIDS 血清学监测系统、HIV 相关行为学监测系统和 AIDS 抗病毒治疗药物的耐药监测系统。

三、习题

（一）名词解释

1. 性传播疾病　　2. 艾滋病

3. 艾滋病窗口期

（二）填空题

1. 无症状的性传播疾病也称________，英文缩写为________。

2. 我国将淋病、梅毒、________、________、________这 5 类疾病列为重点监测和防治的 STDs。

3. 从感染 HIV 到发生 AIDS 有一个完整的自然过程，临床上将这个过程分为四期，即急性感染期、________、________、________。

4. STDs的感染途径包括性行为传播、非性行为的直接接触传播、医源性传播和血源感染、________、________。

（三）单项选择题

【A1型题】

1. 下列不是急性HIV感染的临床表现的是

A. 发热　　B. 咽痛　　C. 淋巴结肿大

D. 口腔真菌感染　　E. 皮疹

2. 下列不是艾滋病的传播途径的是

A. 性传播　　B. 母婴垂直传播　　C. 血液传播

D. 虫媒传播　　E. 日常生活接触传播

3. 梅毒的病原体属于

A. 细菌　　B. 衣原体　　C. 病毒

D. 螺旋体　　E. 真菌

4. 淋病的病原体属于

A. 细菌　　B. 衣原体　　C. 病毒

D. 螺旋体　　E. 真菌

5. 下列属于性传播疾病最危险的传染源的是

A. 症状典型的患者　　B. 症状不典型的患者　　C. 吸毒者

D. 供血者　　E. 性乱者

6. 下列属于性传播疾病的最主要传播途径的是

A. 吸毒　　B. 日常生活接触　　C. 性行为的直接接触

D. 医源性传播　　E. 与患者共同进餐

7. 许多性传播疾病可经胎盘、产道等途径由母亲传给胎儿或新生儿，这种传播途径称为

A. 血液传播　　B. 医源性传播　　C. 日常生活接触传播

D. 垂直传播　　E. 性接触传播

8. 引起卡波西肉瘤的病毒是

A. HPV　　B. HSV　　C. HIV

D. 柯萨奇A16病毒　　E. 人类疱疹病毒8型

9. 引起非淋菌性尿道炎最常见的病原体是

A. 解脲支原体　　B. 阴道毛滴虫　　C. 白色念珠菌

D. 单纯疱疹病毒　　E. 沙眼衣原体

10. 引起生殖器疣的病毒是

A. HPV　　B. HSV　　C. HIV
D. HBV　　E. 巨细胞病毒

【A2 型题】

11. 男性，36 岁，已婚，因龟头部赘生物 1 周就诊，在其龟头及冠状沟部可见数个乳头瘤样小丘疹，表面潮湿柔软，呈污灰色，承认不洁性接触史，醋酸白试验阳性，其最可能的诊断为

A. 尖锐湿疣　　B. 扁平湿疣　　C. 假性湿疣
D. 生殖器鲍温样丘疹病　　E. 阴茎珍珠状丘疹病

12. 男性，40 岁，不规则发热半年余，反复抗菌无效，明显消瘦，侨居国外多年，临床考虑是否同艾滋病有关，下列检查中更有价值的是

A. 痰培养　　B. 胸部 CT　　C. 血清抗 HIV
D. HIV 分离　　E. CD4/CD8 比值，CD4 计数

【B 型题】

（13～16 题共用备选答案）

A. 人乳头瘤病毒　　B. 沙眼衣原体　　C. 苍白螺旋体
D. 淋病奈瑟菌　　E. 纤细螺旋体

13. 淋病的病原体是

14. 梅毒的病原体是

15. 性病淋病肉芽肿的病原体是

16. 宫颈癌的病原体是

（四）简答题

1. 性传播疾病的主要传染源有哪些？

2. 简述艾滋病的分期及其特点。

3. 性传播疾病监测的目的与意义是什么？

四、参考答案

（一）名词解释

1. 性传播疾病：是以性行为接触或类似性行为接触为主要传播途径的、可引起泌尿生殖器官及附属淋巴系统病变的一类疾病，也可导致全身主要器官的病变。

2. 艾滋病：又称获得性免疫缺陷综合征（AIDS），是由人类免疫缺陷病毒（HIV）感染引起的以 T 细胞免疫功能缺陷为主的一种免疫缺陷病。

3. 艾滋病窗口期：HIV 感染人体后的一段时间内，虽然感染者体内有 HIV 存在并具感染性，

但血清中尚不能检测到 HIV 抗体,因此称为窗口期。根据 HIV 抗体检测技术的发展,窗口期大约为 2 周~3 个月。

（二）填空题

1. 性传播感染 STIs
2. 生殖道衣原体感染 尖锐湿疣 生殖器疱疹
3. 无症状感染期(潜伏期) 艾滋病前期 典型艾滋病期
4. 垂直传播 日常生活接触传播

（三）单项选择题

【A1 型题】

1. D 2. D 3. D 4. A 5. B 6. C 7. D 8. E 9. A 10. A

【A2 型题】

11. A 12. C

【B 型题】

13. D 14. C 15. B 16. A

（四）简答题

1. 性传播疾病的主要传染源有哪些?

性传播疾病的传染源是指无论有无症状,只要体内有性传播感染病原体生长繁殖并能通过直接性接触或其他性行为感染他人的人都是 STDs 传染源。作为 STDs 传染源的高危人群包括:①性乱者;②吸毒人群;③特殊人群,STDs 患者的性伴侣与配偶也是 STDs 的高危人群;④献血者和输血者。

2. 简述艾滋病的分期及其特点。

从感染 HIV 到发生 AIDS 有一个完整的自然过程,临床上将这个过程分为四期:急性感染期、无症状感染期(潜伏期)、艾滋病前期、典型艾滋病期。四个时期不同的临床表现是一个渐进的和连贯的病程发展过程。

急性感染期:是 HIV 感染人体后出现的急性反应,表现为发热、皮疹、淋巴结肿大、乏力等;在此期间,血清 HIV 抗体低于检测限,称为窗口期。因症状较轻微,容易被忽略。

无症状感染期(潜伏期):感染者可以没有任何临床症状,但病毒在持续繁殖,破坏免疫系统,此期具有传染性。潜伏期指的是从感染 HIV 开始,到出现艾滋病临床症状和体征的时间,一般是 2~10 年。

艾滋病前期:潜伏期后开始出现与艾滋病有关的症状和体征,直至发展成典型的艾滋病的一段时间。这时,患者已具备了艾滋病的最基本特点,即细胞免疫缺陷。

典型艾滋病期:是艾滋病病毒感染的最终阶段,会出现严重的细胞免疫缺陷发生各种致命性机会性感染，发生各种恶性肿瘤，免疫功能全面崩溃，患者出现各种严重的综合病症，从而导致死亡。

3. 性传播疾病监测的目的与意义是什么？

性传播疾病监测是为了及时掌握性传播疾病的流行动态，了解其传染的来源，调查各方面的影响因素，考核防治效果，为制定防治措施提供依据。如何及早发现、彻底治疗并追踪检查其性伴侣也是性传播疾病监测工作的重要内容。

（戴江红）

第二十五章 结核病

一、学习目标

1. 掌握　影响结核病流行的因素和控制措施;耐多药结核病和广泛耐药结核病的概念;结核病的控制策略。

2. 熟悉　结核病的传染源、传播途径、易感人群。

3. 了解　结核病的流行特征。

二、重点和难点内容

(一)概念

1. 结核病(tuberculosis)　是一种由结核杆菌引起的以呼吸道传播为主的慢性传染病。

2. 潜隐　感染机体感染结核杆菌后是否发病受到细菌毒力、侵入机体的菌量以及机体自身免疫力的影响。大部分感染者可能一生都不发病,结核杆菌蛰伏于体内,称为潜隐感染。

3. 复燃　处于潜隐感染的感染者没有结核病的临床表现,也不会传播结核病,其体内的结核杆菌常处于休眠静止状态,但当机体因各种原因导致免疫力下降时,处于休眠状态的结核杆菌就会重新滋生繁殖,引起发病,这一过程称为复燃(reactivation)或"内源性发病",大部分成年人的发病多为潜隐感染后的复燃。

4. 耐多药结核病(multidrug-resistant tuberculosis,MDR-TB)　是指结核患者感染的结核杆菌体外被证实至少对异烟肼和利福平耐药。异烟肼和利福平是一线抗结核药物中效力最强的两种药物,一旦结核分枝杆菌发生异烟肼和利福平耐药,常规化疗就很难发挥治疗效果。更为严重的是,一旦耐多药结核菌在人群中出现传播和流行,可以改变全球的结核病流行谱,严重影响控制和消灭结核病的长远目标。

5. 广泛耐药结核病(extreme-drug resistant TB, XDR-TB)　指患者感染的结核分枝杆菌除了对异烟肼和利福平耐药(即 MDR-TB)外,还对任何氟喹诺酮类药物以及三种二线注射药物(硫酸卷曲霉素、卡那霉素和阿米卡星)中的至少一种具耐药性。XDR-TB 流行,是当前全球结核病控制面临的最严峻挑战之一。

6. DOTS 全称为直接督导下的短程化疗(directly observed treatment, short course, DOTS),是现代结核病控制策略的核心。DOTS 策略的基本要素包括:①政府承诺;②以痰涂片检查为发现肺结核患者的主要手段;③推行医护人员面视下的短程督导化疗;④定期不间断地提供抗结核药物;⑤监测系统。

7. “终止结核病策略”(The END TB Strategy) 2014 年 5 月 19 日,第 67 届世界卫生大会采纳了 WHO 的“2015 年之后肺结核预防、治疗和控制的全球战略和目标”,这项战略称为“终止结核病策略”(The END TB Strategy)。策略的目标是与 2015 年相比,2035 年结核病死亡率下降 95%、发病率下降 90%,并且不再由于结核病而造成家庭灾难性支出。“终止结核”策略可以概括为三个支柱、四个原则和十个要素。其中三个支柱包括:整合以患者为中心的关怀和预防措施;大胆的政策和支持系统;加强的研究和创新。2017 年 2 月 1 日,国务院办公厅印发《“十三五”全国结核病防治规划》,提出到 2020 年,结核病防治服务体系进一步健全,实现及早发现并全程规范治疗结核病患者,人民群众享有公平可及、系统连续的结核病防治服务,结核发病和死亡人数进一步减少。

(二)结核病的流行过程

1. 传染源 痰涂片阳性的肺结核患者是结核病的主要传染源。

2. 传播途径 经空气传播是主要的传播途径。

3. 易感人群 人群对结核杆菌普遍易感,人群中易感者的比例是结核病流行的重要影响因素。

(三)导致全球结核病疫情严重恶化的原因

1. HIV 感染和艾滋病的蔓延和流行

2. 发展中国家人口的迅速增长和加速流动

3. 耐多药结核病的产生和传播

(四)预防策略与措施

1. 现代结核病控制策略 WHO 要求各国政府应用现代医疗卫生组织与技术制订和推行国家结核病控制规划,并强调国家结核病控制规划的核心是推行 DOTS 策略。在当前全球结核病疫情变化和耐药结核病流行日趋严重的情况下,WHO 和遏制结核病联盟于 2014 年起倡导将遏制结核病策略向终止结核病策略转化,策略的目标是与 2015 年相比,2035 年结核病死亡率下降 95%、发病率下降 90%,并且不再由于结核病而造成家庭灾难性支出。

2. 预防措施

(1)针对传染源的措施:①病例发现:痰涂片阳性的肺结核患者是结核病的主要传染源。及时发现肺结核患者、尤其是传染性肺结核患者,并治愈患者是防止结核病传播和预防耐药结核产生的最有效措施。②治疗:结核病化疗的原则是:早期、联合、适量、规律和全程用药。强调短程督导化疗。

(2)针对传播途径的措施:切断传播途径;通过健康教育养成良好的卫生习惯,加强自我防护等。

(3)针对易感人群的措施:加强宣传教育;新生儿卡介苗接种。

三、习题

(一)名词解释

1. 潜隐感染　　2. 复燃

3. 耐多药结核病　　4. 广泛耐药结核病

(二)单项选择题

【A1 型题】

1. 人类结核病的主要病原菌是

A. 牛型结核菌　B. 鼠型结核菌　C. 人型和鼠型结核菌

D. 人型和牛型结核菌　E. 猪型结核菌

2. 肺结核患者的管理重点内容是

A. 督导患者复查　B. 督导患者休息　C. 督导化疗

D. 指导患者消毒　E. 隔离患者治疗

3. 结核病的主要传染源是

A. 痰涂片阴性的肺结核患者　B. 痰涂片阳性的肺结核患者

C. 潜伏感染患者　D. 各类结核患者

E. 临床治愈的结核患者

4. 肺结核的主要传播途径是

A. 吸入含结核菌的飞沫核　B. 与肺结核患者共餐

C. 与肺结核患者握手　D. 吸入含结核菌的尘埃

E. 饮用患病动物的奶产品

5. 下列不是肺结核患者的典型症状的是

A. 倦怠、乏力　B. 低热　C. 打喷嚏

D. 夜间盗汗、食欲减退　E. 咳嗽

【A2 型题】

6. 男性患者 1 例,60 岁,1 个月来出现咳嗽,咳痰,以白色黏液痰为主,偶带少量血丝,感午后低热,在家自服阿莫西林及止咳糖浆,咳嗽、咳痰稍减轻,低热不退。该患者今到某乡镇卫生院

(社区卫生服务中心)就诊,放射科摄胸片检查,胸片疑似有活动性肺结核,问:下一步该卫生院应对患者所做的处理是

A. 先行抗结核治疗排除结核病

B. 将该患者转诊至结核病定点医院或结防门诊

C. 先给予抗生素治疗两周,以排除其他感染

D. 让其回家休息,嘱其两周后再次来院随访

E. 请上级医院派专家来院会诊

【B 型题】

(7~8 题共用备选答案)

A. 查痰抗酸杆菌　　B. 胸部 X 线检查　　C. 胸部 CT

D. 痰菌检查　　E. 血常规

7. 发现早期肺结核的主要方法是

8. 考核抗结核治疗效果的主要指标是

(三) 简答题

1. 阐述 DOTS 策略的基本内容及意义。

2. 阐述终止结核病策略的基本内容及意义。

3. 我国结核病病例发现的主要途径有哪些?

四、参考答案

(一) 名词解释

1. 潜隐感染:机体感染结核杆菌后是否发病受到细菌毒力、侵入机体的菌量以及机体自身免疫力的影响。大部分感染者可能一生都不发病,结核杆菌蛰伏于体内,称为潜隐感染。

2. 复燃:处于潜隐感染的感染者没有结核病的临床表现,也不会传播结核病,其体内的结核杆菌常处于休眠静止状态,但当机体因各种原因导致免疫力下降时,处于休眠状态的结核杆菌就会重新滋生繁殖,引起发病,这一过程称为复燃(reactivation)或“内源性发病”,大部分成年人的发病多为潜隐感染后的复燃。

3. 耐多药结核病:是指结核患者感染的结核杆菌体外被证实至少对异烟肼、利福平耐药。

4. 广泛耐药结核病:是指患者感染的结核分枝杆菌除了对异烟肼和利福平耐药(即 MDR-TB)外,还对任何氟喹诺酮类药物以及三种二线注射药物(硫酸卷曲霉素、卡那霉素和阿米卡星)中的至少一种具有耐药性。

(二)单项选择题

【A1 型题】

1. D 2. C 3. B 4. A 5. C

【A2 型题】

6. B

【B 型题】

7. B 8. A

(三)简答题

1. 阐述 DOTS 策略的基本内容及意义。

DOTS 是指直接督导下的短程化疗,主要是用以控制传染源。WHO 要求各国政府应用现代医疗卫生组织与技术制订和推行国家结核病控制规划,并强调国家结核病控制规划的核心是推行 DOTS 策略。

其基本要素包括:①政府承诺;②以痰涂片检查为发现肺结核患者的主要手段;③推行医护人员面视下的短程督导化疗;④定期不间断地提供抗结核药物;⑤监测系统。

DOTS 策略的推行和实施,大幅度提高了患者的治愈率和发现率,同时可以防制耐多药菌株的产生。

2. 阐述终止结核病策略的基本内容及意义。

终止结核病策略:2014 年 5 月 19 日,第 67 届世界卫生大会采纳了 WHO 的"2015 年之后肺结核预防、治疗和控制的全球战略和目标",这项战略称为"终止结核病策略"(The END TB Strategy)。策略的目标是与 2015 年相比,2035 年结核病死亡率下降 95%、发病率下降 90%,并且不再由于结核病而造成家庭灾难性支出。"终止结核"策略可以概括为三个支柱、四个原则和十个要素。其中三个支柱包括:整合以患者为中心的关怀和预防措施;大胆的政策和支持系统;加强的研究和创新。四个原则包括:政府通过监督、评估担负监管职责;加强与社会机构、团体联合;改善促进人权、种族平等;与全球合作同时,各个国家根据具体情况对策略和目标进行修订。

3. 我国结核病病例发现的主要途径有哪些?

考虑到结核病控制的成本效益,WHO 建议结核病发现遵循因症就诊的被动发现原则。我国的结核病疫情严重,为了有效控制结核病的传播,在各区、县均设立了结核病防治机构,负责结核患者的诊断、治疗和管理。因症就诊、转诊和因症推荐是实施 DOTS 策略地区发现肺结核患者的主要方式。在结核病高危人群和高流行地区实施重点人群检查(主动发现),包括对未经彻底治疗的既往患者、流动人口或移民、排菌患者的密切接触者、儿童青少年中结核菌素反应强阳性者以及结核病暴发流行的集体或人群等高发患者群的检查和重点行业对象的定期检查等。

(王伟炳 徐 飚)

第二十六章

地方病

一、学习目标

1. 掌握　地方病的概念、判断依据；地方性碘缺乏病的概念、流行特征、预防策略和措施。

2. 熟悉　地方病的分类；几种主要地方病的流行特征、预防策略与措施。

3. 了解　地方性碘缺乏病与其他常见地方病的病因；地方性甲状腺肿的分型、分度及诊断标准。

二、重点和难点内容

（一）概述

1. 概念　地方病也称为地方性疾病（endemic diseases），指呈地方性分布的一类疾病。目前，适合我国的定义是：由于自然因素或社会因素的影响，在某一地区的人群中发生，不需自外地输入，并呈地方性流行特点的疾病。这些概念的共同之处是均强调疾病发生的地方性。

2. 地方病的判断依据　见疾病分布。

3. 地方病的分类　包括地球化学性地方病；自然疫源性地方病；与特定生产、生活方式有关的地方病；病因未明地方病。

（二）地方性碘缺乏病

1. 概念　碘缺乏病（Iodine deficiency disorders，简称 IDD）是由于自然环境碘缺乏造成机体碘营养不良所表现的一组疾病的总称。包括地方性甲状腺肿、地方性克汀病、地方性亚临床克汀病、胎儿流产、早产、死产、先天畸形等。甲状腺肿是碘缺乏病最明显的表现形式，而克汀病是碘缺乏病最严重的表现形式。

2. 病因学

（1）碘缺乏

（2）碘缺乏的影响因素：①致甲状腺肿物质（包括有机硫化合物；生物类黄酮、酚类等；无机元素；微生物）；②营养因素；③环境污染物；④遗传因素。

3. 主要流行特征

(1)地区分布:我国是世界上IDD分布广泛、病情严重的国家之一。内陆多于沿海,乡村多于城市。

(2)时间分布:解放初期全国地方性甲状腺肿患者人数达两千万人;2005年全国范围内已达到“儿童甲状腺肿患病率低于5.0%”的消除标准;2010年后,除西藏、青海、新疆3省(自治区)尚未到达消除IDD阶段目标外,其他省份均已达到儿童甲状腺肿消除标准目标。

(3)人群分布:IDD的高危人群是0~2岁婴幼儿、儿童和孕妇及哺乳期妇女。10岁之前地方性甲状腺肿发病无年龄差别,从青春期开始女性多于男性。病情越严重的地区,地方性甲状腺肿的男女患病率差别越小。

4. 碘缺乏病的防制

(1)监测:为了及时了解人群的碘营养状况,积极推进因地制宜、分类指导和科学补碘的防控策略,国家卫生和计划生育委员会根据需要颁布并更新全国碘缺乏病监测方案。

(2)预防:碘盐补碘的人群干预效果已被国际社会所公认。凡坚持开展的国家和地区,甲状腺肿患病率都大幅度下降,有的国家还宣布消灭了地方性甲状腺肿。碘油通常用于难以推广碘盐的边远地区,作为碘盐干预的辅助措施,应用的对象主要是育龄妇女、孕妇、哺乳期妇女及0~2岁婴幼儿等特殊人群。其他措施包括碘化饮水,碘化食品和调味品等,提倡合理营养,改善饮食结构等。

(3)碘预防的副作用:过量碘致甲状腺功能亢进症、碘致甲状腺肿、碘中毒和碘油丸油脂酸败中毒等。

(三)其他几种主要地方病的流行特征及防制

1. 地方性氟中毒(endemic fluorosis) 简称地氟病,是在特定自然环境中,人体通过饮水、空气、食物、茶等介质摄入过量氟而导致的全身慢性中毒病变。主要临床表现为氟斑牙和氟骨症。地方性氟中毒又按氟的来源不同分为饮水型、燃煤型和饮茶型。

(1)地区分布:饮水型氟中毒分布很广,遍及五大洲的50多个国家,其中印度、中国流行最为严重。燃煤污染型氟中毒目前重病区主要集中在云南、贵州、四川3省交界的山区和重庆东部、湘西、鄂西的山区,北方也有散在发生。饮水型氟中毒在有饮砖茶习惯的少数民族居住的地区,包括四川、西藏、青海、甘肃、新疆、内蒙古、宁夏等省区。

(2)时间分布:该病的发生与季节年份无明显相关。

(3)人群分布:婴幼儿发生氟斑牙较轻。恒牙氟斑牙发生在7~8岁以前一直生活在高氟环境中的儿童。氟斑牙的发生无明显的性别、种族差异。氟骨症主要发生在成年,16岁以后特别是30岁以后明显增加。通常男女无明显差别,但不少地区女性多于男性,特别是重症患者多为女性,可能与生育哺乳有关。在四川饮茶型氟中毒病区,男性多于女性,与男性饮茶量较大有关。

2. 地方性砷中毒(endemic arsenicosis) 简称地砷病,是居住在特定地理条件下的居民,通过饮水、食物摄入或吸入过量的无机砷而引起的以皮肤色素脱失、着色、角化及癌变为主的全身性慢性中毒性疾病。

(1)地区分布:饮水型地砷病呈明显条带状、块片状、灶状和点状分布。从宏观上看地砷病病区呈条带状。燃煤型病区主要分布在敞灶燃烧高砷煤的地区。

(2)时间分布:该病没有多发季节和多发年。

(3)人群分布:任何年龄摄入过多的砷均可患病。多数为男性患病高于女性。该病无职业多发,发病无民族差异。但患者呈明显的家庭聚集性。

3. 克山病(Keshan disease) 亦称地方性心肌病(endemic cardiomyopathy),是一种病因未明的、以心肌坏死为主要病理改变的坏死性心肌病。

(1)地区分布:我国病区从东北至西南形成一条较宽阔的地带。病区多为大山脉两侧半山区或丘陵地带。地貌多为侵蚀区,地表水土流失严重,致使硒等元素贫乏。日本和朝鲜北部山区也有过类似本病的报告。

(2)时间分布:①年度多发,急型、亚急型克山病年度发病波动较大,有高发年、平年和低发年之分。有的地区还呈暴发现象。②季节性,克山病虽然在一年的每个月份均可发生,但急型和亚急型有明显的季节多发的特点。

(3)人群分布:生育期妇女和儿童为高发人群。北方急型克山病女性发病比同龄男性多1~2倍以上,高时可达4~7倍。患者绝大多数是自产自给的农业人口,同一地区的非农业人口则极少发病。有家庭多发现象,尤其生活条件差、多子女、贫困及“外来户”家庭。

4. 大骨节病(Kashin-Beck disease) 是一种地方性、多发性、变形性骨关节病。主要病变是发育期儿童的关节透明软骨变性、坏死及继发的骨关节炎,严重者可导致矮小畸形,终生残疾。曾一度严重影响我国病区居民健康水平和生活质量。经过多年的努力,至2015年,监测结果显示,全国总体病情已基本达到控制水平,部分病区疾病已经消除。

三、习题

(一)名词解释

1. 地方性碘缺乏病　　2. 地方性氟中毒

(二)单项选择题

【A1 型题】

1. 下列不属于我国纳入重点防治的地方病的疾病是

A. 大骨节病　B. 炭疽病　C. 碘缺乏病

D. 克山病　E. 地方性砷中毒

2. 以下关于我国地方性碘缺乏病流行特征的说法正确的是

A. 城市少于乡村，内陆少于沿海，山区少于平原

B. 成年男性高于女性

C. 10 岁以前男女患病率无显著差异

D. 愈是病情严重的地区，甲状腺肿发病的年龄愈晚

E. 重病区患病率性别差异较大

3. 下列不是碘缺乏病的影响因素的是

A. 有机硫化合物

B. 蛋白质、维生素、微量元素摄入不足

C. 高山缺氧

D. 遗传因素

E. 空气污染

4. 以下不属于地方性甲状腺肿的诊断标准的是

A. 居住在地方性甲状腺肿病区

B. 甲状腺明显增大，超过受检者拇指末节

C. 甲状腺功能检测异常

D. 排除甲状腺功能亢进、甲状腺炎和甲状腺癌等其他甲状腺疾病

E. 生活于存在致甲状腺肿物质的地区

5. 有关地方性甲状腺肿的预防及控制的相关标准，正确的是

A. B 超法甲状腺肿大判定标准中：10 岁儿童甲状腺容积>5.0ml

B. 我国现行的碘盐浓度标准为 20～30mg/kg

C. B 超法甲状腺肿大判定标准中：8 岁儿童甲状腺容积>5.0ml

D. 我国现行的碘盐浓度标准为 50～100mg/kg

E. 人群缺碘的判定标准中：尿碘中位数<50μg/L

6. 下列不属于判断地方病的依据的是

A. 当地不同居民的发病率均高

B. 外地类似居民的发病率均低

C. 外地迁入该地的居民均不发病

D. 迁出该地的居民发病率下降

E. 当地动物中也可能发生类似疾病

7. 我国现行碘盐的推行标准为

A. 20~30mg/kg　B. 15~35mg/kg　C. 100~200μg/kg

D. 50~100mg/kg　E. 10~20mg/kg

8. 对碘缺乏病的预防描述**错误**的是

A. 宣传多食用海产品,以预防碘缺乏病

B. 在缺碘的地区,补碘半年即可

C. 发展经济、普及教育、消除贫困

D. 碘油通常用于难以推广碘盐的边远地区,可作为碘盐干预的辅助措施

E. 食盐加碘可预防碘缺乏病

9. 下列关于我国碘缺乏病的流行特征说法,**不正确**的是

A. 解放初期全国 IDD 患者达 5000 万人

B. 山区多于平原,内陆多于沿海,乡村多于城市

C. 流行地区的人群任何年龄均可发病

D. 病情越严重的地区,甲状腺肿发病的年龄越早

E. 成人 IDD 的患病率女性高于男性

10. 地方性碘缺乏病的表现**不包括**

A. 地方性甲状腺肿　B. 呆小症　C. 胎儿早产

D. 坏死性心肌病　E. 地方性克汀病

(三)简答题

1. 地方性碘缺乏病有哪些预防措施?

2. 简述地方性碘缺乏病现况调查方法。

四、参考答案

(一)名词解释

1. 地方性碘缺乏病:简称 IDD,是由于自然环境碘缺乏造成机体碘营养不良所表现的一组疾病的总称。包括地方性甲状腺肿、地方性克汀病、地方性亚临床克汀病、胎儿流产、早产、死产、先天畸形等。

2. 地方性氟中毒:简称地氟病,是在特定自然环境中,人体通过饮水、空气、食物、茶等介质摄入过量氟而导致的全身慢性中毒病变。主要临床表现为氟斑牙和氟骨症。

(二)单项选择题

【A1 型题】

1. B　2. C　3. C　4. C　5. B　6. C　7. A　8. B　9. A　10. D

(三)简答题

1. 地方性碘缺乏病有哪些预防措施?

(1)碘盐:碘盐补碘的人群干预效果已被国际社会所公认。自开始以碘盐的方式补碘以来,凡坚持开展的国家和地区甲状腺肿患病率都大幅度下降,有的国家还宣布消灭了地方性甲状腺肿。

碘盐的含碘量应根据每人每天碘需要量、病区缺碘程度、每人每天食盐量以及当地致甲状腺肿物质危害程度等因素而定。一般认为每人每天摄入100~200μg碘即可防止地方性甲状腺肿的发生。我国2011年,卫生部颁布的食用盐中碘含量的平均水平(以碘离子计)为20~30mg/kg。用稳定性较好的碘酸钾。

(2)碘油:碘油是用植物油与碘化氢加成反应而制得的有机碘化物,也称碘化油。通常用于难以推广碘盐的边远地区,作为碘盐干预的辅助措施,应用的对象主要是育龄妇女、孕妇、哺乳期妇女及0~2岁婴幼儿等特殊人群。

(3)其他措施:包括碘化饮水,碘化食品和调味品等,提倡合理营养,改善饮食结构等。

2. 简述地方性碘缺乏病现况调查方法。

(1)调查对象:首先,明确调查对象为在该区域居住半年以上常住人口中的8~10岁儿童。

(2)调查方法:首先收集各省地方性碘缺乏病的流行病学数据,按照流行程度分两层(若全省流行程度均一,且影响因素一致,可不分层);然后在每层内按PPS方法抽取30个县(或县级市、区),对不足30个县的省、直辖市、自治区,采取在现在县、市、区中连续抽取的方法。用单纯随机抽样法,再从上述抽到的每个县(或市、区)中抽取一所小学。对抽到的小学,随机抽查40名8~10岁学生。如果学生数量不够,需到最邻近的小学补足。

(3)调查内容:基本情况包括调查点的人口、上一年度经济收入情况等信息;必测项目包括:①8~10岁儿童尿碘、盐碘含量;②8~10岁儿童甲状腺肿大情况;③孕妇尿碘、盐碘含量;④地方性克汀病搜索工作。

(刘宇鹏 赵亚双)